骨科临床研究方法及论文撰写与发表

Medical Writing and Research Methodology for the Orthopaedic Surgeon

原著 Cyril Mauffrey · Marius M. Scarlat

主审 周　方　李危石　詹思延

主译 吕　扬　江　东　周非非　张　华

译者（按姓名汉语拼音排序）
　　　　窦　赟　侯云飞　李于斌　李桢旭

　　　　刘卓凡　王昊翔　王振宇　张稚琪

秘书 张稚琪

U0256505

北京大学医学出版社

GUKE LINCHUANG YANJIU FANGFA JI LUNWEN ZHUANXIE YU FABIAO

图书在版编目（CIP）数据

骨科临床研究方法及论文撰写与发表 /（美）西里尔·莫弗里 (Cyril Mauffrey)，（美）马里乌斯·斯卡拉特 (Marius M. Scarlat) 原著；吕扬等主译 . – 北京：北京大学医学出版社，2023.3
书名原文：Medical Writing and Research Methodology for the Orthopaedic Surgeon
ISBN 978-7-5659-2871-0

Ⅰ . ①骨… Ⅱ . ①西… ②马… ③吕… Ⅲ . ①骨科学—研究②骨科学—科学研究—论文—写作 Ⅳ . ① R68 ② H152.3

中国国家版本馆 CIP 数据核字 (2023) 第 042523 号

北京市版权局著作权合同登记号：图字：01-2023-1067

First published in English under the title
Medical Writing and Research Methodology for the Orthopaedic Surgeon
edited by Cyril Mauffrey, Marius M. Scarlat
Copyright © Springer International Publishing AG 2018
This edition has been translated and published under licence from Springer Nature Switzerland AG.
Simplified Chinese translation Copyright© 2023 by Peking University Medical Press. All Rights Reserved.

骨科临床研究方法及论文撰写与发表

主　　译：吕　扬　江　东　周非非　张　华
出版发行：北京大学医学出版社
地　　址：（100191）北京市海淀区学院路 38 号　北京大学医学部院内
电　　话：发行部 010-82802230；图书邮购 010-82802495
网　　址：http：//www.pumpress.com.cn
E － mail：booksale@bjmu.edu.cn
印　　刷：中煤（北京）印务有限公司
经　　销：新华书店
责任编辑：冯智勇　　责任校对：靳新强　　责任印制：李　啸
开　　本：710 mm × 1000 mm　1/16　印张：7.5　字数：105 千字
版　　次：2023 年 3 月第 1 版　2023 年 3 月第 1 次印刷
书　　号：ISBN 978-7-5659-2871-0
定　　价：49.00 元
版权所有，违者必究
（凡属质量问题请与本社发行部联系退换）

原著者

Matthew P. Abdel Department of Orthopedic Surgery, Mayo Clinic, Rochester, MN, USA

Stuart A. Aitken Department of Orthopaedic Trauma, Foothills Medical Centre, Calgary, AB, Canada

Charles M. Court-Brown Department of Orthopaedic Trauma, University of Edinburgh, Edinburgh, UK

Peter V. Giannoudis Academic Department Trauma and Orthopaedic Surgery, School of Medicine, University of Leeds, Leeds, UK

Seth S. Leopold Clinical Orthopaedics and Related Research, University of Washington, Seattle, WA, USA

Cyril Mauffrey Department of Orthopaedics, Denver Health Medical Center, Denver, CO, USA

Andreas F. Mavrogenis First Department of Orthopaedics, Athens University Medical School, Athens, Greece

Matthieu Ollivier Department of Orthopedic Surgery, Mayo Clinic College of Medicine, Rochester, MN, USA

Georgios N. Panagopoulos First Department of Orthopaedics, Athens University Medical School, Athens, Greece

Costas Papakostidis Academic Department Trauma and Orthopaedic Surgery, School of Medicine, University of Leeds, Leeds, UK

Hans-Christoph Pape Department of Trauma, University of Zurich, Zurich, Switzerland

Fredric M. Pieracci Denver Health Medical Center, University of Colorado School of Medicine, Denver, CO, USA

Luca Pierannunzii Gaetano Pini Orthopaedic Institute, Milan, Italy

Andrew Quaile The Hampshire Clinic, Basingstoke, Hampshire, UK

Adam Sassoon Department of Orthopaedics and Sports Medicine, University of Washington, Seattle, WA, USA

Marius M. Scarlat Clinique St. Michel, Toulon, France

Philip F. Stahel Department of Orthopaedics, School of Medicine and Denver Health Medical Center, University of Colorado, Denver, CO, USA

Department of Neurosurgery, School of Medicine and Denver Health Medical Center, University of Colorado, Denver, CO, USA

Ryan Stancil Department of Orthopaedics and Sports Medicine, University of Washington, Seattle, WA, USA

Simon Tiziani Department of Trauma, University of Zurich, Zurich, Switzerland

Todd VanderHeiden Department of Orthopaedics, School of Medicine and Denver Health Medical Center, University of Colorado, Denver, CO, USA

中文版序言

我国目前已经成为世界上撰写英文医学科技论文排名前三的国家，每年有大量医生、医学生及其他医学从业者，将研究结果发表于国际期刊，而骨科从业者更是其中的佼佼者。但是，大部分作者仅仅在医学院学习的时候完成过基础的统计学方法培训，对于英文医学论著的查找、阅读、写作及发表，仍然缺乏系统性的培训。这种情况是我国继续教育不完善的一个缩影。大型综合医学中心的骨科医生也许可以得到一些论文撰写培训，但规模较小的医学中心从业者，可能会在实验设计、论文撰写甚至投稿返修过程中走大量弯路。

本书的撰写者包括了各著名且在业内具有深远影响力骨科杂志的主编，他们是技艺精湛的骨科医生以及态度严谨的研究者，对于骨科论文的撰写、投稿、审稿、发表等环节有着深刻的了解和独特的认知。其中许多作者来自非英语母语国家，他们的经验尤其适合我国的情况。本书着重强调了"研究者要用什么态度做科研"和"怎样做科研"等内容，意在引导各发展阶段的医生研究者树立正确的科研理念。并且针对非英语母语作者发表英文文章时面对的主要问题，本书提出了一些实用的解决方案，各位读者可以根据自己的情况活学活用。书中很多例子都是真实的骨科临床课题，可以给各个阶段的骨科医生作为研究的模板参考。书中就如何使得文章更容易被接收，如何减少拒稿率，如何找到一个比较容易发表的方向，都做了提纲挈领的介绍。

本书的几位译者，尤其是主译，均为北京大学第三医院的骨科科研领域以及统计学方法领域中工作成绩比较突出的青年才俊。他们在各自研究领域都有一定建树，也都关注到了系统性科技论文撰写以及研究方法培训的重要性和急迫性。他们不仅体现出多年来北京大学第三医院骨科领域的深厚底蕴，也都在国外进行过长时间的学习培训，可以将国外先进的经验融入到北大医学对于骨科临床研究的理解中，从而将此书更全面、深刻地呈现在读者面前。

历代医学教育工作者的深耕和不懈探索，使医学人才培养、学科体系发展和医疗卫生体系建设取得了长足的进步。希望本书的经验总结、思想凝练以及对未来的探讨，能够协助推动学术创新交流和医学教育高质量发展。

周　方

北京大学第三医院

原著序言

　　通过清晰简明的文字阐述，将高质量的临床研究传递给相关从业者，这是骨科行业整体进步的基石。为实现这一目标，Mauffrey 博士和 Scarlat 博士组织了经验丰富的研究者小组。研究者小组成员均来自国际骨科专业的主要期刊编委会。这些期刊包括：*Clinical Orthopaedics and Related Research, Injury, International Orthopaedics, The Journal of Bone and Joint Surgery, The European Journal of Orthopaedic Surgery Traumatology*。本书各章简明扼要地概述了医学论文写作和医学研究设计的关键要点。临床研究的重要工具，包括用于随机试验的 CONSORT，用于队列研究的 STROBE，以及用于系统回顾和 meta 分析的 PRISMA 等也在多个章节做了介绍。本书有一章详述了非英语母语作者的写作技巧，此章很有价值。大多数与这些骨科杂志有联系的医学出版社都为非英语母语作者提供翻译和编辑服务，这些都是有价值的工具。也许有人认为，年轻从业者刚刚开始其职业生涯时，不会对影响因子（IF）特别感兴趣，但影响因子确实是影响学术出版界的重要因素。这本书为刚开始科学研究生涯的临床研究人员提供了许多有价值的建议。我将它推荐给所有医疗从业人员，无论是年轻的住院医师，还是经验丰富、想要在学术界分享观点的高年资医师。我相信，本书可在骨科行业获得广泛认可，因为我们始终致力于将我们的临床研究精益求精。

Marc F. Swiontkowski, MD

Professor, Department of Orthopaedic Surgery,
University of Minnesota

Editor-in-Chief, Journal of Bone and Joint Surgery

Minneapolis, MN, USA

目 录

第1章 论文发表中的学术不端行为

1.1 引言

自从第一份科学杂志于 1665 年出现[1]，医学论文发表至今已有很长的历史。严格的评选标准、同行评议、反欺诈软件以及科学工作统计验证，有助于稳定产出大量高质量稿件。没有人质疑医学论文发表对科学实际进步的贡献。正如德拉蒙德·雷尼（Drummond Rennie）曾经在一本最负盛名的医学杂志上所写的那样："科学在发表之前并不存在……"[2]。然而，学术不端行为或造假是出版业的一个重要问题。由于医学本质上仍然是一个职业驱动的学科，机构支持和研究资金在很大程度上取决于良好的声誉和多量的产出。随着发表论文的压力越来越大，且越来越强调数量而非质量，为论文压力所迫的研究者往往倾向于寻找捷径。尽管存在严格的道德标准，关于学术不端行为的报道在过去几十年里显著增加。遗憾的是，大多数研究人员认为，该现象产生的原因是，与过去相比，针对学术不端行为的警惕性提高了[3]。

在医学写作和论文发表中，有许多关于学术不端行为（欺诈）的定义[4]。爱丁堡皇家内科医师学院将学术不端行为定义为"……研究人员的行为，无论有意与否，不符合良好的道德和科学标准……"[5]。英国公共道德委员会（Committee on Public Ethics, COPE）将学术不端行为描述为"……意图让他人把不真实的东西误认为是真实的……"[6]。美国研究诚信办公室（Office of Research Integrity, ORI）

报告称：“……科学研究的不端行为指在提议、执行或审查研究或报告研究结果时捏造、伪造或剽窃……”（fabrication, falsification, or plagiarism, FFP 模型）[7]。从法律的角度来看，Protti 等认为"科学造假是知道真相的人故意歪曲事实……"[8]。

不良或虚假的研究可能会误导他人的研究。因此，对于学术不端行为，不能掉以轻心，因为它不仅可能对肇事者或举报者造成严重后果，而且可能对公共卫生事业造成毁灭性影响。

1.2　论文发表欺诈的类型

一般来说，论文发表领域的学术不端行为包括三类：捏造（fabrication）、伪造（falsification）和剽窃（plagiarism）（FFP 模型）。然而，FFP 模型只能被视为在出版领域可能发生的欺诈行为的一种简化归类方法，其中存在许多灰色地带，而作者或者说"骗子"有许多障眼法。

1.2.1　捏造

捏造是医学研究中最常见的欺诈形式。它指的是对结果报告的完全编造。按字面意思理解，它涉及数据或信息全部或部分程度的编造。这种现象有时被称为伪造或实验结果造假[9]，它不仅包括虚构的数据，而且还包括对从未进行过的实验的描述[10]。捏造的一种次要形式是使用虚假的或不相关的引用，给一个论点一种虚假的被普遍接受的感觉。出版界一个引人注目的捏造案例是皮尔斯事件（Pearce affair），该案例声明成功地将异位妊娠重新植入子宫，但事实证明，这完全是凭空捏造的[11]。

1.2.2　伪造

伪造是指对研究材料、方法、设备等进行操纵和故意歪曲，对数据或结果进行人为修改或遗漏，使实际研究结果虽一无是处但看起来准确无误。"烹饪"（cooking）是伪造的一种形式，指的是有选择性地保留和分析支持研究假设的结果，同时忽略可能削弱或不支持预期结果的数据[10]。后一种现象（忽略不支持预期假设的结果）有时被称为"抑制"（suppression）。"修饰"（trimming）是伪造的另一种形式，指的是修饰任何会使研究结果说服力下降或不适合发表的不规则数据[10]。例如德国纳米技术科学家 Jan Hendrik Schön 在1998—2002 年间发表了 90 多篇论文，其中包括 15 篇发表在《科学》（ Science ）和《自然》（ Nature ）杂志上，他的案例可能是最具代表性的伪造案例之一[12-16]。

捏造和伪造常常结合在一起产生一项高度知名的研究。医学研究中一个主要的捏造、伪造结合的案例是韦克菲尔德事件（ Wakefield affair ），也就是众所周知的 MMR 疫苗争议[17-19]。论文最终被撤回，作者也被从英国医学注册名单上除名[19]。

1.2.3　剽窃

剽窃"plagiarism"一词来源于拉丁语"plagium"，意思是"绑架"[20]。美国研究诚信办公室（ ORI ）将剽窃定义为"……盗窃或盗用知识产权，和大量对他人的研究成果的文本复制，且未注明出处……"[21]。在这一定义中，术语"大量未注明出处的文本复制"指的是逐字或几乎逐字复制句子和段落，这在很大程度上误导了普通读者对作者贡献的认识[21]。世界医学编辑协会（ World Association of

Medical Editors, WAME）对剽窃的定义是："……在一组连续使用的 30 个字符中复制 6 个连续的单词……"[20-22]。简单来说，剽窃就是经典的"复制粘贴"；它指的是盗用别人的想法、方法、结果或直白的语言而不给予适当的承认。因此，为了避免被认定为剽窃，对其他研究者的工作或文字的使用或报告应该充分注明参考；如果连续使用了 6 个或 6 个以上的单词，任何逐字的引用应以引号标记。如果做不到这两个简单的任务，一篇文章就很可能被标记为剽窃。

Masic 公布了一份清单，包含 10 种不同类型的剽窃和相应的预防方案。这 10 种类型为："克隆"（以完全转载的形式提交别人的工作）；"ctrl-c"（不修改地引用单一来源的文本）；"查找 - 替换"（只修改关键字或短语）；"混合"（从多个来源转述或组合短语）；"回收"（重复使用自己的工作）；"杂交"（将正确引用的文献来源与剽窃的内容相结合）；"混搭"（将从多个来源复制的材料进行混合）；"错误 404"（引用虚构或不准确的文献出处）；"聚合"（适当引用，但没有任何原始研究）；"转发"（引用适当，但原文内容过多）[22]。引用剽窃指的是没有适当地提及研究成果的最初发现者，从而使读者误以为剽窃者优先做出了某项贡献[23]。它也被称为"引用失忆症""无视综合征""著书目录疏忽"[23]，和马太效应（Matthew effect）或者施蒂格勒定律（Stigler's law）[24-25]。这样做的一个重要后果可能是无意中将最初发现者的荣誉重新分配给一个更知名的研究者[24-25]。最具代表性的剽窃案例可能是一名伊拉克医学研究人员的事件，他抄袭了已经发表的整篇文章，修改了标题，用自己的名字替换了作者的名字，并将稿件提交给了不太知名的期刊。通过这种方式，他成功地积累了出版文献，加入了科学协会和著名机构，直到他的知识匮乏最终暴露出来[26-29]。

1.3　著作权问题

另一种形式的学术不端行为是操纵著作权。这种类型包括许多不同的做法，如"客串著作权（guest authorship）""赠予著作权（gift authorship）""影子著作权（ghost authorship）""胁迫著作权（coercion authorship）"等[30-37]。客串著作权，指使用知名研究者的名字来改变文章的地位，增加发表的机会。客串著作权的一个典型例子是 20 世纪 80 年代的达西事件（Darsee affair）；在达西最终被撤下的 55 篇文章中，都有他知名导师的名字，而导师对文章内容却知之甚少[30-33]。赠予著作权受互惠原则支配；作者身份的赠送是考虑到未来的回报，以鼓励之后的合作，保持良好的关系，或回报一个人情[34-36]。影子著作权，也即代写，指的是作者以外的其他人对文章做出了重大贡献；通常，这样做是为了掩盖制药公司对文章的影响，从而隐藏潜在的利益冲突[35-36]。胁迫著作权，指没有直接参与某项研究的"上级"要求或认定他们应该是本部门产出的任何文章的作者[36-37]。类似的情况还有成果分配不当，即作者排名与作者个人贡献的相对权重不相对应。

1.4　图像处理

图片编辑软件的广泛使用催生了另一种形式的学术不端行为，即图像修饰处理。这种类型的学术不端行为可能包括拼接不同的图像来表示单个实验，部分改变亮度或对比度，隐藏图像中包含的信息，或只显示图像的一部分来覆盖任何不需要的部分[38-42]。据报道，2009 年《自然》（Nature）杂志发表的一篇论文包含了一个分子实验近 20 个独立的图像造假实例[43]。一名匿名互联网用户创建了一个博客，并上传了一段 YouTube® 视频，展示了该实验室发表的 24 篇论文中的 60 多张经过处理的图像 [43-44]。

1.5 冗余发表

当两篇或两篇以上的论文在没有交叉参考的情况下，共享相同的假设、数据、论点或结论时，就可认定为冗余发表。虽然以前在会议过程中发表摘要并不妨碍以后提交出版，但应在提交时公布全文。冗余发表的类型有"切香肠"出版（"salami" publishing）、"模版剽窃"（"templating"）、"鸟枪法"（"shotgunning"）和"自我引用"（"self-citation"）。

"切香肠"出版是一种众所周知的学术不端行为。它包括将一个研究项目的结果分成一系列文章（最少可发表的单元），以便最大限度地增加潜在可以发表的论文数量 [45-47]。这种做法被认为是冗余发表中相对最可接受的 [48-52]。

模版剽窃被认为是一种独特的剽窃形式，指的不是抄袭他人的思想、方法或科学，而是本质上使用相同的格式、结构或相似的措辞。这种方法通常被没有经验的非英语国家作者采用，他们倾向于根据别人文章的最佳结构来调整自己的文章 [45-46]。

鸟枪法指的是同时向多家期刊提交同一篇研究论文 [45]。这导致了重复或冗余发表的发生，该行为在所谓的英杰芬格规则（Ingelfinger rule）之下仍然被认为是学术不端行为 [53-55]。

自我引用在《期刊引用报告》（Journal Citation Report, JCR）中被定义为引用来自同一期刊或同一作者的文章。如果偶尔这样做，这种现象可能是可以接受的，但它也可能被过度用于提高研究人员的地位和学术表现 [1, 56]。此外，过度的自我引用可能表明期刊编辑在操纵自已期刊的 IF（impact factor，影响因子）值 [1]。一个案例为，某期刊的 IF 排名上升了 18 位，因为一篇论文包含 303 个自我引用。以上两种涉及的期刊都受到了严重警告，而在 2007 年 6 月发表的新一期 IFs 排名中，上述期刊排名下降 [57]。操纵 IF 可能会产生严重的后果，例如影响到在何种期刊发布内容以及晋升或雇佣何人的决定；颁发研究经费、补助金及奖学金；工资奖金分配；或者由官员评估研究生课程，他们通常要求一个简单的衡量标准来决定他们的决策过程 [58-60]。一份期刊可以通过很多方式使 IF 对自己有利。Falagas 等在 2008 年发表了一篇文章，列出了可以实现这一目标的 10 项编辑政策，包括强制自我引用、支持评论文章、拒稿阴性结果或验证性研究、发表"热门"话题等 [56]。一个典型例子来自于专业期刊 *Folia Phoniatrica et Logopedica*。该杂志在 2007 年发表了一篇社论，引用了其在 2005—2006 年的所有文章，旨在抗议关于 IF 的争议。这篇社论将该杂志的 IF 从 0.66 提高到了 1.44。然而，该期刊最终受到了惩罚，它没有被列入 2008—2009 年的 JCR[61-62]。

1.6　应对措施

　　尽管初次看来，学术不端行为十分严重，但科学界在预防和检测欺诈方面确实已经走了很长一段路。由大多数科技期刊提出的一个健全的同行评议程序，对潜在的学术不端者构成了第一个障碍。此外，世界各地已经建立起了制定指导方针的监管机构。自 1992 年美国 ORI 和 1997 年英国 COPE 成立以来，目前在所有欧洲和北美国家都存在许多国家科学伦理机构。同时，检举者受到保密条款的保护。许多期刊现在用专门的统计分析来验证研究结果，以避免捏造和伪造。剽窃和图像修饰处理现在可以很容易地用软件检测出来，如 TurnitIn®、

SafeAssign®、CrossCheck®、Déjà vu® 和 eTBlast®。

　　打击论文发表中的学术不端行为不仅仅是关于文章好坏本身的问题，学术不端行为最终将导致许多研究者引用到不良的参考文献，这可能会把科学研究引向错误的方向。在一个以多产为导向的科学世界里，科学家关注质量而不是数量是至关重要的。

（Andreas F. Mavrogenis, Georgios N. Panagopoulos, Cyril Mauffrey,
Marius M. Scarlat 著　王昊翔　周非非 译　张稚琪　吕　扬　李危石 审校）

参考文献

1. Mavrogenis AF, Ruggieri P, Papagelopoulos PJ. Self-citation in publishing. Clin Orthop Relat Res. 2010;468:2803–7. https://doi.org/10.1007/s11999-010-1480-8.
2. Rennie D. The present state of medical journals. Lancet. 1998;352(Suppl 2):SII18–22.
3. Van Noorden R. Science publishing: the trouble with retractions. Nature. 2011;478:26–8. https://doi.org/10.1038/478026a.
4. Nylenna M, Andersen D, Dahlquist G, Sarvas M, Aakvaag A. Handling of scientific dishonesty in the Nordic countries. National committees on scientific dishonesty in the Nordic countries. Lancet. 1999;354:57–61.
5. Evans S. How common is it? Joint consensus conference on misconduct. Biomed Res. 2000;30(Suppl. 7):1.
6. Promoting integrity in research publication. Norfolk: Committee on Publication Ethics, COPE. http://publicationethics.org. Accessed 10 Sept 2015.
7. Office of Research Integrity. Definition of research misconduct. http://ori.hhs.gov/definition-misconduct. Accessed 10 Sept 2015.
8. Protti M. Policing fraud and deceit: the legal aspects of misconduct in scientific inquiry. J Infor Ethics. 1996;5:59–71.
9. Shapiro MF. Data audit by a regulatory agency: its effect and implication for others. Account Res. 1992;2:219–29. https://doi.org/10.1080/08989629208573818.
10. Jaffer U, Cameron AE. Deceit and fraud in medical research. Int J Surg. 2006;4:122–6. https://doi.org/10.1016/j.ijsu.2006.02.004.
11. Lock S. Lessons from the Pearce affair: handling scientific fraud. BMJ. 1995;310:1547–8.
12. Brumfiel G. Misconduct finding at bell labs shakes physics community. Nature. 2002;419:419–21. https://doi.org/10.1038/419419a.
13. Brumfiel G. Bell labs launches inquiry into allegations of data duplication. Nature. 2002; 417:367–8. https://doi.org/10.1038/417367a.
14. Grant P. Is a bell tolling for bell labs? Nature. 2002;417:789. https://doi.org/10.1038/417789a.
15. Service RF. Scientific misconduct. Bell labs fires star physicist found guilty of forging data. Science. 2002;298:30–1. https://doi.org/10.1126/science.298.5591.30.
16. Service RF. Bell labs. Winning streak brought awe, and then doubt. Science. 2002;297:34–7.

https://doi.org/10.1126/science.297.5578.34.

17. Thompson NP, Montgomery SM, Pounder RE, Wakefield AJ. Is measles vaccination a risk factor for inflammatory bowel disease? Lancet. 1995;345:1071–4.

18. Wakefield AJ, Murch SH, Anthony A, Linnell J, Casson DM, Malik M, Berelowitz M, Dhillon AP, Thomson MA, Harvey P, Valentine A, Davies SE, Walker-Smith JA. Ileal-lymphoid-nodular hyperplasia, non-specific colitis, and pervasive developmental disorder in children. Lancet. 1998;351:637–41.

19. Godlee F, Smith J, Marcovitch H. Wakefield's article linking MMR vaccine and autism was fraudulent. BMJ. 2011;342:c7452. https://doi.org/10.1136/bmj.c7452.

20. Masic I. Plagiarism in scientific publishing. Acta Inform Med. 2012;20:208–13. https://doi.org/10.5455/aim.2012.20.208-213.

21. ORI policy on plagiarism. https://ori.hhs.gov/ori-policy-plagiarism. Accessed 10 Sept 2015.

22. Masic I. Plagiarism in scientific research and publications and how to prevent it. Mater Soc. 2014;26:141–6. https://doi.org/10.5455/msm.2014.26.141-146.

23. Garfield E (2002) Demand citation vigilance. http://www.garfield.library.upenn.edu/papers/demandcitationvigilance012102.html. Accessed 12 Sept 2015.

24. Merton RK. The Matthew effect in science: the reward and communication systems of science are considered. Science. 1968;159:56–63. https://doi.org/10.1126/science.159.3810.56.

25. Kern SE. Whose hypothesis? Ciphering, sectorials, D lesions, freckles and the operation of Stigler's law. Cancer Biol Ther. 2002;1:571–81.

26. Alsabti EAK. Massachusetts v. Alsabti. Science. 1989;245:1046. https://doi.org/10.1126/science.1046-c.

27. Broad WJ. Charges of piracy follow alsabti. Science. 1980;210:291. https://doi.org/10.1126/science.210.4467.291.

28. Broad W, Wade N. Betrayers of the truth. In: Touchstone book. New York: Simon and Schuster; 1983.

29. Miller DJ, Hersen M. Research fraud in the behavioral and biomedical sciences. New York, N.Y: Wiley; 1992.

30. Bonnet F, Samama CM. Cases of fraud in publications: from Darsee to Poldermans. Presse Med. 2012;41:816–20. https://doi.org/10.1016/j.lpm.2012.04.019.

31. Kochan CA, Budd JM. The persistence of fraud in the literature: the Darsee case. J Am Soc Inf Sci. 1992;43:488–93. https://doi.org/10.1002/(SICI)1097-4571(199208)43:7<488::AID-ASI3>3.0.CO;2-7.

32. Relman AS. Lessons from the Darsee affair. N Engl J Med. 1983;308:1415–7. https://doi.org/10.1056/NEJM198306093082311.

33. Tynan M, Anderson RH. Different lessons from the Darsee affair? Int J Cardiol. 1984;5:9–11.

34. Pontille D, Torny D. Behind the scenes of scientific articles: defining categories of fraud and regulating cases. Rev Epidemiol Sante Publique. 2012;60:247–53. https://doi.org/10.1016/j.respe.2012.06.395.

35. Kempers RD. Ethical issues in biomedical publications. Fertil Steril. 2002;77:883–8.

36. Claxton LD. Scientific authorship. Part 2. History, recurring issues, practices, and guidelines. Mutat Res. 2005;589:31–45. https://doi.org/10.1016/j.mrrev.2004.07.002.

37. Claxton LD. Scientific authorship. Part 1. A window into scientific fraud? Mutat Res. 2005;589:17–30. https://doi.org/10.1016/j.mrrev.2004.07.003.

38. Parrish D, Noonan B. Image manipulation as research misconduct. Sci Eng Ethics. 2009;15:161–7. https://doi.org/10.1007/s11948-008-9108-z.

39. Martin C, Blatt M. Manipulation and misconduct in the handling of image data. Plant Cell. 2013;25:3147–8. https://doi.org/10.1105/tpc.113.250980.

40. Hollyfield JG. Manuscript fabrication, image manipulation and plagiarism. Exp Eye Res.

2012;94:1–2. https://doi.org/10.1016/j.exer.2011.10.009.

41. Couzin-Frankel J. Image manipulation. Author of popular blog that charged fraud unmasked. Science. 2013;339:132. https://doi.org/10.1126/science.339.6116.132.

42. Astaneh B, Masoumi S. Image manipulation; how far is too far. J Pak Med Assoc. 2013; 63:929–30.

43. Katolab image-fraud. http://katolab-imagefraud.blogspot.co.uk/2012/01/dna-demethylation-in-hormone-induced.html. Accessed 12 Sept 2015.

44. Alleged image fraud by Shigeaki Kato lab at the University of Tokyo (Alleged research misconduct). http://www.youtube.com/watch?v=FXaOqwanWnU. Accessed 13 Sept 2015.

45. Rogers LF. Salami slicing, shotgunning, and the ethics of authorship. Am J Roentgenol. 1999;173:265. https://doi.org/10.2214/ajr.173.2.10430115.

46. Gilbert FJ, Denison AR. Research misconduct. Clin Radiol. 2003;58:499–504.

47. Broad WJ. The publishing game: getting more for less. Science. 1981;211:1137–9.

48. Jackson D, Walter G, Daly J, Cleary M. Editorial: multiple outputs from single studies: acceptable division of findings vs. 'salami' slicing. J Clin Nurs. 2014;23(1–2). https://doi.org/10.1111/jocn.12439.

49. Klein AA, Pozniak A, Pandit JJ. Salami slicing or living off the fat? Justifying multiple publications from a single HIV dataset. Anaesthesia. 2014;69:195–8. https://doi.org/10.1111/anae.12603.

50. Norman G. Data dredging, salami-slicing, and other successful strategies to ensure rejection: twelve tips on how to not get your paper published. Adv Health Sci Educ Theory Pract. 2014;19:1–5. https://doi.org/10.1007/s10459-014-9494-8.

51. Pierson CA. Salami slicing--how thin is the slice? J Am Assoc Nurse Pract. 2015;27:65. https://doi.org/10.1002/2327-6924.12210.

52. Supak Smolcic V. Salami publication: definitions and examples. Biochem Med. 2013;23:237–41.

53. Netland PA. Ethical authorship and the Ingelfinger rule in the digital age. Ophthalmology. 2013;120:1111–2. https://doi.org/10.1016/j.ophtha.2013.02.013.

54. Harnad S. Ingelfinger over-ruled. Lancet. 2000;356:s16.

55. Germenis AE. Beyond the Ingelfinger rule: the intellectual property ethics after the end of biomedical journals' monopoly. Med Inform Internet Med. 1999;24:165–70.

56. Falagas ME, Alexiou VG. The top-ten in journal impact factor manipulation. Arch Immunol Ther Exp. 2008;56:223–6. https://doi.org/10.1007/s00005-008-0024-5.

57. Kirchhof B, Bornfeld N, Grehn F. The delicate topic of the impact factor Graefe's. Arch Clin Exp Ophthalmol. 2007;245:925–7.

58. Cash-per-publication. Nature. 2006;441:786. https://doi.org/10.1038/441786a.

59. PLoS Medicine Editors. The impact factor game. It is time to find a better way to assess the scientific literature. PLoS Med. 2006;3:e291. https://doi.org/10.1371/journal.pmed.0030291.

60. Whitehouse GH. Impact factors: facts and myths. Eur Radiol. 2002;12:715–7. https://doi.org/10.1007/s00330-001-1212-2.

61. Schutte HK, Svec JG. Reaction of folia Phoniatrica et Logopaedica on the current trend of impact factor measures. Folia Phoniatr Logop. 2007;59:281–5. https://doi.org/10.1159/000108334.

62. Foo JY. Impact of excessive journal self-citations: a case study on the folia Phoniatrica et Logopaedica journal. Sci Eng Ethics. 2011;17:65–73. https://doi.org/10.1007/s11948-009-9177-7.

第2章 英文论文写作及投稿

2.1 引言

我担任《国际骨科》(*International Orthopaedics*)杂志的内容编辑，该杂志是用英语撰写的，而我认为英语是该杂志的原版语言。这是一个历史事实，不在本章讨论。就其本质而言，英语是一种受多种语言影响的混合语言，包括拉丁语、盎格鲁-撒克逊语、挪威语以及关系最近的法语。据说，60%的英语起源于法语，并进一步受到了美国对语言改编的影响。因此，学术期刊可能因其使用的不同版本"英语"而产生差异。美国期刊倾向于使用美式英语，而英国期刊倾向于使用英式英语。尽管争论激烈，但实际使用的英语版本与"传达信息"这个使用目的相比，后者才更为重要。本章试图消除这种争论的谬见，并使作者能够撰写出一篇令人愉悦的、有教育性和可发表的文章。

2.2 论文发表有哪些挑战

为了让一篇文章发表在著名的骨科杂志上，作者面临着各种各样的挑战。很明显，一篇将观点明确表达的文章更有可能被发表和引用。即使其本身的科学性是好的，一篇措辞混乱的、写得很差的文章被接收的机会也很低。这是因为文章信息必须被杂志读者理解，故而文章需要一个一致的、可识别的风格。它不需要有莎士比亚散文那般的文采，但它必须具有可读性，而且要足够有趣，以保持读者的注意力。以上的写作过程应是十分自然的，但根据我回顾骨科文章和内容编辑的经验，有很多写得很差的文章，其中一些几乎需要重写才能达到发表的要求。这种干扰可能会改变文章的意思，而这显然是应该避免的。语言的使用方式是将你的信息传达给同行的一个重要部分。因此，你的文章应该采用适用于各行各业，包括商业、政治等领域的普适技巧。撰写文章时，你需要试图说服期刊编辑、审稿人以及最终的读者，使他们相信该文章对你和他们的价值。一篇写得好、组织架构好的文章更有可能做到这一点。

如果各种形式的英语都不是你的母语，那么最好让一个以英语为母语的人来为你的文章提出修改建议。如果身边没有以英语为母语的人，也有许多翻译公司提供在线翻译服务；事实上，一些期刊也提供类似的服务，还有像"谷歌翻译"这样的服务。这里需要注意的是，以上提及的翻译服务，其翻译标准实际上不是很好，它会倾向于默认为美式英语。如果文章提供给英国杂志或《国际骨科》杂志，就需要更改为英式英语。用 Word 文本写的文章往往会自动更正为美式英语，除非你能改变程序的参数。我们也应该认识到，骨科杂志在全世界范围内都有发行，并且那些英语水平很低或至少不高的骨科同道也会读到。因此，所使用的语言必须能够以一种简单而直接的方式，让读者理解文章中的概念。一份英国杂志通过用"让来自曼德勒的人都能读懂"作比喻，让作者了解他们的读者。期刊不只是在纽约和伦敦才有读者。因此，我们必须树立一种责任，通过确保所写的是真正"好的英语"，并以此来教育读者。

2.3　成功投稿的提示和技巧

"一致性、一致性，还是一致性"将是这里的第一条也是最重要的建议。在内容编辑过程中，我看到很多文章在同一段落中对同一个单词使用不同的拼写或有不同的标点符号用法。文章应该是有教育意义的、与读者相关的；只有当所包含的信息被清楚地传达和理解时，它才能满足上述要求。

应该认识到英语有两种主要形式，因此在投稿之前需要进行一些研究，以了解目标期刊的风格。这种风格可以通过阅读期刊，和阅读所有期刊都会发表的"投稿须知"来理解。值得注意的是，很少有投稿人可以真正理解期刊的语言风格。显然，作为骨科医生，我们希望专注于科学，但如果阅读了"投稿须知"，可以减少很多投稿过程中的麻烦。看一些不同拼写方式的例子，如 orthopaedic/orthopedic, paediatric/pediatric, tumour/tumor, fibre/fiber, oedema/edema 和 aetiology/etiology；英式拼写如前者所示。在单词末尾使用"ise"而不是"ize"是另一种英式英语的拼写方式。如果这篇文章以美式英语的形式提交给英国杂志，这虽然不会被认为是一个关键问题，但往往会表明该杂志的风格没有得到投稿人的领会。

文章的标题非常重要，因为它既是文章的卖点，也是通过 Pubmed 和谷歌 Scholar 等搜索引擎识别文章的方式。标题也将与期刊的影响因子和被引用的次数相关。因此，标题需要准确地表述内容，并与论文息息相关。它应该相对简短有力，同时提供必要的描述。试想报纸的标题，它不应该有缩写，没有数字或首字母缩略词，且日期应该完整地写出来。标题应和文章的其他部分一样，作者在拟定标题时应有充分考量，因为如前所述，标题是一篇文章的卖点。

短语的构造要仔细，语言的使用要熟练。类似于"this present

paper"这样的短语应该改为"this paper/our paper"更合适。词语如"surgeries"在英式英语中并没有作为 surgery 的复数形式的用法。该词应改为 operations, operative procedures 或者 surgery 更为合适。相似地，operated 应改为 operated upon 或者 treated。

连字符及其使用是我在执行内容编辑时遇到的最大问题。人们对连字符使用的理解很差，使用方法也不一致。骨科学界中有一种不好的倾向，在发明单词时将它们单纯拼凑在一起，形成一个无法说出或无法真正为人所理解的"超级单词"。连字符的作用是帮助理解，而不是增加理解的难度。连字符应在复合词中使用，以显示各组分在一起有一致的意义，例如 mother-in-law（岳母）。连字符在骨科中使用最常见于连结前缀，例如 intra-operative, post-operative, pre-operative and post-traumatic，在这些情况下不使用连字符会产生一个不美观的单词，而且在某些情况下还会把两个元音放在一起，这应该尽可能避免。同时，连字符在编辑时还可以用作断字符。连字符的使用应该是前后一致的，以帮助理解文章内容。遗憾的是，对连字符的恰当使用并不常见。

数字 1~10 应该以 one 至 ten 的形式写出来，除非是在括号中；而从 11 开始则用阿拉伯数字形式。以上规则很大程度上与时间段、患者数量、植入物等使用的数字有关。而度量衡、百分比和分数使用的数字往往用阿拉伯数字形式表示。

此外，最好是用文字来表示时间，因为如果只写年、月、日和小时，而不写分和秒，似乎不合逻辑。下面的例子也有助于理解（为什么我们推荐用文字表示时间，而不是缩写），如缩写"min."的意思可能是"最小值"（与"分钟"产生歧义）；而度量衡都有自己完善的缩写。

2.4　常见错误和预防

到目前为止，最常见的错误是整个文章的拼写和语言缺乏一致性。这表明作者对成文缺乏编辑校对，在撰写过程中缺乏细心。它还揭示了一种"草率"的倾向，使文章内容贬值，让读者对其背后的科学性产生怀疑，对它所代表的研究也会采取更加谨慎的态度。因此，在提交文章之前，校对是至关重要的。在内容编辑过程中可以校正语言上的错误，但在拼写、标点或语言的使用上缺乏一致性，是一种粗心大意的态度，无论如何都要加以避免。这种对细节的不重视可能是一篇论文发表之路的终结。

花一些时间检查论文的标题，并将其与其他相同主题的文章进行比较，将有助于文章发表并被搜索引擎识别。其他类似的文章可能已经被引用为你的参考资料，这将起到"备忘录"的作用。

让以英语为母语的人或说英语的同事检查你文章的语言和内容，将有助于消除论文中明显的写作缺陷，获得一篇精心打磨的文章，使之更有机会得以发表。

2.5　要点总结

1. 清晰的语言对于传达你的信息至关重要。
2. 让以英语为母语的人阅读你的手稿。
3. 如果一篇论文写作质量不佳，审稿人往往会拒绝它。
4. 拼写和语法错误会降低你论文的影响力。
5. 理解并遵循相关期刊的"投稿须知"。

（Andrew Quaile 著　王昊翔　周非非 译　张稚琪　吕　扬　李危石 审校）

第**3**章 制定合理的研究方法

3.1 引言

　　一个合理的研究方法对于产生可发表的结果是必不可少的。无论是原创文章还是系统综述都是基于研究工作的文章。在本章中，我们将专注于报告类型为论著的临床研究准备工作，我们将省略系统综述的研究方法，因为它将在第 5 章（"论文写作：系统综述与 meta 分析"）中论述。

　　生物医学研究的主要质量与主题的独创性相关：这意味着研究应该回答新颖的、重要的研究问题。对大多数学者来说，发现原创研究问题是真正的挑战，因为医学文献中的"原创"是三个特征的结合："未发表""不能从以前的出版物中推导出"和"主题和临床相关"。

　　临床相关性是仅次于新颖性的条件：骨科研究大多是临床或临床前研究，这意味着一些稿件，尽管非常新颖，也可能会被临床期刊的编辑拒稿，仅仅因为结果不能转化为临床实践的有形结果（图 3.1）。

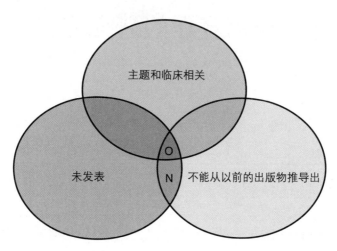

图 3.1　原创（original, O）、新颖（novel, N）与"未发表""不能从以前的出版物推导出""主题和临床相关"之间的关系示意图

PICO 方法 [2] 有助于形成合适的研究问题，例如：

P	Population/patient 人群 / 患者	40 岁以上、Tönnis 2～3 级和股骨髋臼撞击的髋关节骨性关节炎患者
I	Intervention/indicator 干预 / 指标	髋关节镜检查
C	Comparator/control 参照 / 对照	全髋关节置换术（THA）
O	Outcome 结局	患者满意度（NRS）和 mHHS

研究问题：髋关节镜检查后，40 岁以上、Tönnis 2～3 级和股骨髋臼撞击的髋关节骨性关节炎患者的主观和临床功能获益是否非劣于全髋关节置换术（total hip arthroplasty, THA）？

临床研究通常分为试验性和观察性 [3]：前者使受试者暴露于可能改变其健康状况的因素（外科手术、药物治疗、康复方案）；后者观察已经独立于研究发生的暴露的结果（例如，接受某种类型的关节置换，患有骨质疏松或骨关节炎等疾病，吸烟等)。

试验研究总是前瞻性的，也可能是有对照组的：如果分配是随机的，那么该研究就是一项随机对照试验。随机对照试验会产生最高水平的证据，但有时伦理问题或预算不足会阻碍研究人员选择随机对照试验。

观察性研究进一步分为队列研究 (即从暴露到结果的前瞻性或回顾性随访)、病例 - 对照研究 (即从结果到暴露的回顾性调查) 和横断面研究 (结果和暴露同时测量)。

观察性研究和试验性研究的报告规范分别是 STROBE (观察性流行病学研究报告规范，STrengthening the Reporting of OBservational studies in Epidemiology[4]) 和 CONSORT (临床试验报告统一标准，CONsolidated Standards Of Reporting Trials[5])。

3.2　有哪些挑战？

1. 评估原创性和完善研究假设需要系统地检索主要的生物医学数据库 (PubMed/MEDLINE、Google、Web of Science、Scopus 等)，以确定该主题没有被以前的研究很好地解决。①如果能找到许多报告的设计较好的研究并得出一致结论的文章，可能这个主题并不像我们想象得那么新颖，也不需要进一步的证据。②如果许多文章的结果相互矛盾，我们应该尝试克服可能的误差和偏倚，设计一个证据水平更高的研究 [6]。如果 1 级或 2 级的研究已经报道，也许系统综述会更好地回答这个问题。③如果检索的结果是一些可变的 / 不确定的研究结论，那么这个主题确实是不够深入的，很可能值得重点研究。

2. 设计临床研究具有挑战性，大多数骨科医生需要生物统计学家的协助来合理地安排研究。方法学上的错误，如样本量过小或检验错误，可能会影响结论的可靠性。因此，应该在收集数据之前咨询统计学家，而不是之后。

3. 现有文献的知识对于计算样本量和决定如何测量结局很重要：我们的数据与其他作者的数据越一致，就越容易比较结果并进行 meta 分析。数据收集应该小心谨慎，特别是如果它涉及到一定程度的个人技能或分辨能力。在这些情况下，与结果相关的测量应该尽可能由两个评价者重复进行，并且应该计算评价者间和评价者自身的一致性。在伦理上可行的情况下，研究者应遵行单盲或双盲原则。

4. 鼓励作者尽快注册他们的方案，无论如何，在受试者入组之前，通过 www.clinicaltrial.gov 或其他列在国际临床试验注册平台（International Clinical Trials Registry Platform, ICTRP）http://www.who.int/ictrp/network/primary/en/[7] 的注册中心进行注册，无论研究设计是实验性的还是前瞻性的，注册都是必须的。

5. 人体研究的伦理要求必须在研究开始前及时完成：在文章稿件中，作者被要求声明他们的研究符合赫尔辛基宣言 [8]，所有参与者都签署了知情同意书，负责任的伦理委员会 / 机构审查委员会批准了研究方案。不满足这三个条件中的任何一个都可能导致基于伦理的编辑拒稿，除非法律或其他国家法规保证豁免 [9]。

3.3 从临床研究到原创文章

科学文章从标题到摘要再到全文，都应该保持整洁和简洁。作者必须坚持把方法和数据，通过 IMRaD 结构 [10] 以有序的方式呈现它们。

"标题" 不仅要有信息，而且要简洁并吸引人；"摘要" 是文章的简短但完整的总结，需要涉及目的、方法、结果和结论；"写一个好的摘要不是摘抄写作"[11]。

"引言"部分应简要总结背景知识，并说明为什么需要这项研究（知识缺口）以及为什么其结果可能与临床相关。在"引言"的最后，作者应该说明假设。

"材料和方法"部分从临床角度（疾病、治疗、随访）和统计学角度（检验、一类错误、把握度、样本量等）描述研究方案。"材料和方法"中列出的每个结果（终点）应与结果中的数据相对应。检查"材料和方法"中预期的终点与结果中报告的数据是否一一对应。"结果"部分通常是唯一没有引文的部分。

"讨论"是作者总结他们的结果，并与文献中发现的结果比较，明确研究工作的优点和不足，并陈述结论（换句话说，假设是否得到验证）的地方。

关于稿件的长度，需要多长就多长，但是篇幅越短越好。冗长分散了读者的注意力，通常旨在掩盖内容匮乏。科研写作是一种技术型写作，每句话都传达一条信息。一篇原创文章不应该像记叙文那样从头读到尾；读者只要知道它应该放在哪里，应该能够快速找到他们需要的信息。

3.4　常见错误及预防

数据展示是关键部分，经常会有缺陷或冗余。它应在统计上完整，并在形式上符合作者的说明：即，连续变量将表示为平均值 ± 标准差和极差，或在其他期刊中表示为平均值、95% 置信区间和极差。在可能和方便的情况下，将数据汇总在表格中，避免在正文中重复。最后，在结果部分，最好不要写"$p < 0.05$"，因为很明显，0.05 是你的 α 水平；作者应该写 p 的确切值（即"$p=0.026$"）。

另一个常见的错误是在结果中描述抽样过程（例如，人口学信息和混杂因素），而它们应该在"材料和方法"中描述。即有必要进行统计分析以确定患者组与对照组的可比性，这些信息也属于"材料和方法"（译者注：现在很多杂志接受将基线信息放在结果的第一部分）。

最后，应该提醒的是，将一项大型研究划分为最小可发表单元（或 MPU）是一种很有问题的研究操作，非常接近自抄袭，可能会导致后来的稿件被拒绝。

3.5　要点总结

科学研究方法的积累是我们需要从研究生涯一开始就定期阅读科学文章和参与临床研究的学习过程。以下是要点：

1. 保持好奇心：通常研究人员仅仅是出于好奇心才会产生精彩的话题。
2. 定期浏览最新的文献，及时识别新兴和（或）有争议的话题。
3. 熟悉生物医学数据库和搜索引擎，检索主题的原创性，并找到类似的文章（构成背景知识）。
4. 请统计学家协助制定详细的方案。不过，我们还是建议你熟悉基本的统计数据，至少要和统计学家建立一种有益的关系。
5. 履行程序（试验注册，伦理许可）。
6. 找到足够的资源来保证研究在经济上可行。
7. 在合理的时间内进行研究，以保持课题的新颖性。
8. 准备一篇原创文章，与同行分享研究结果。为了合理地报告临床研究 [4-5]，使用模板（即由多家期刊与作者一起提供的模板）或检查列表将防止你丢失重要的信息。

（Luca Pierannunzii 著　张　华 译　张稚琪　吕　扬　詹思延 审校）

参考文献

1. Richardson WS, Wilson MC, Nishikawa J, Hayward RS. The well-built clinical question: a key to evidence-based decisions. ACP J Club. 1995;123(3):A12–3.
2. Bragge P. Asking good clinical research questions and choosing the right study design. Injury. 2010;41(Suppl 1):S3–6.
3. Grimes DA, Schulz KF. An overview of clinical research: the lay of the land. Lancet. 2002;359:57–61.
4. STROBE (STrengthening the Reporting of OBservational studies in Epidemiology). http://www.strobe-statement.org. Accessed 20 Aug 2016.
5. CONSORT (CONsolidated Standards Of Reporting Trials). http://www.consort-statement.org/. Accessed 20 Aug 2016.
6. OCEBM Levels of Evidence Working Group. The Oxford 2011 Levels of Evidence. Oxford Centre for Evidence-Based Medicine. http://www.cebm.net/index.aspx?o=5653. Accessed 20 Aug 2016.
7. International Clinical Trials Registry Platform (ICTRP). http://www.who.int/ictrp/network/primary/en/. Accessed 20 Aug 2016.
8. World Medical Association (1964, amended in 2013) Declaration of Helsinki. http://www.wma.net/en/30publications/10policies/b3/. Accessed 20 Aug 2016.
9. Pierannunzii L. Ethical requirements for musculoskeletal research involving human subjects. J Orthop Traumatol. 2015;16(4):265–8.
10. International Steering Committee of Medical Editors. Uniform requirements for manuscripts submitted to biomedical journals. Br Med J. 1979;1:532–5.
11. Baue A. Writing a good abstract is not abstract writing. Arch Surg. 1979;114(1):11–2.

第4章 期刊编辑和审稿人寻找的是什么：有助于成功发表科研论文的建议

4.1 引言

基于原创生物医学研究的科学报告要求很高。患者的健康和福祉不仅取决于研究报告的严谨性，还取决于我们理解这些研究的纳入标准、他们接受何种治疗以及如何评估结局的能力。因此，对科学研究而言，文章的清晰度至关重要。

但高要求并不代表高难度。实用而合理的原则是期刊评定报告的标准，一些辅助工具可以让作者更易呈现相关材料。本章重点介绍作者给同行评审的期刊投稿时面临的共同挑战，并对此提供一些解决技巧，同时说明科学报告中的几个常见错误及相关避免方法。

4.2 挑战是什么？

毫无疑问，受作者的科研经历、可用资源、研究主题以及众多其他因素的影响，这些挑战是千差万别的。但我们发现，取得同行评审青睐的科研论文有以下几个共同特点：
- 提出针对性强、可回答的研究问题
- 对方法学有清晰的总结
- 展示科研结果，以便读者记住

- 合理规划引言和讨论的行文结构以达到最优效果
- 指出研究的局限性并予以解释

4.3　利于论文被成功接收的建议与技巧

4.3.1　提出针对性强、可回答的研究问题

研究问题的好坏决定着研究的成败。多数期刊的关键目标在于吸引读者注意，因此研究问题应该与科学研究或临床实践有关，并且是之前的研究无法明确回答的。为了使科研项目切实可行，研究者应具备解答该研究问题的科研条件，如足够的患者数量、科研经费及人力资源、设备和临床经验等。大型研究、随机或前瞻性研究以及盲法研究都对科研团队的经验和资源提出了更高需求。

研究者需要明确问题，关注特定结局。比较以下研究问题："直接前路全髋关节置换术和后路全髋关节置换术在术后 6 个月内哪个发生髋关节脱位的风险更大？"以及"直接前路全髋关节置换术的结局是什么？"，前者是一个明确的问题：单句内描述了患者人群、研究将要采取的干预或暴露、对照组以及最关注的结局。一个重点突出的研究问题指向回答的合理方法（用于回答它的方法）（下面将对此进行更多说明），并让读者清楚阅读该论文可以有什么收获。而后面一个问题没有让读者真正了解文章的研究内容。

一般来说，在表述研究问题时应避免使用"结果""结局"等模糊的词语，而应描述更明确、可验证的研究终点。

4.3.2 对方法学有清晰的总结

专注于具体问题的研究能帮助读者，同时也可以引导科研团队找到正确的解答方法。像"直接前路全髋关节置换术的结局是什么？"这种模糊的问题就不能提供相应的引导。在这个语境中，"结局"可以指疼痛缓解、功能恢复、出现并发症或再次手术的患者比例、成本效益或其他更有意义的终点，每一个终点都需要一个完全不同的研究设计。而第一个问题则关注了术后早期髋关节脱位的问题，能够有效指引研究团队制订合适的解决方法。

如果研究设计非常复杂，可以在"方法"部分的开篇采用概述段落来展现整体设计思路，以便于读者理解。如果研究涉及多个实验或程序，可以采用实验设计流程图以便更清楚地展示方法。

如果研究涉及了多个问题，那么主题句应采用下列格式："为了回答我们的第一个问题［这里重述问题］，我们［简要总结解决第一个问题的方法］"。

好的工具可以帮助临床科研者更清楚地展示研究方法。循证医学中心为常见的研究设计发布了多个"关键评估工作表"，包括：系统综述、诊断、预后和治疗/RCT[1]。通过上述评估，作者可以确保其方法学介绍有效解决了各类研究设计中读者所关注的常见的偏倚来源。表4.1 为简要总结。

表 4.1   批判性评估临床研究方法

	诊断研究	预后研究	治疗或 RCT	系统综述
结果有效吗	试验在有代表性的患者中进行评估	患者集中于病程中的常见（早期）阶段	是否是随机分配患者？	系统综述解决了什么问题？
			不同分组的基线状态相似吗？	
		随访足够长期和完整吗？	不同组接受的治疗相同吗？	重要的、相关的研究是否不太可能被遗漏？
	参考标准普适吗？	结局指标客观吗？是否采用盲法？	所有进入试验的患者占比多少？	是否有恰当的文章纳入标准？
		亚组之间进行调整了吗？		纳入的研究对解决问题有效吗？
	指标和金标准间的比较是独立、双盲的吗？		测量是客观的吗？或者是否对患者和 / 或临床医生应用了盲法？	不同研究的结果相似吗？
结果是什么	试验特点是否呈现？（敏感性、特异性、阳性预测值、阴性预测值）	随着时间推移，这些结局发生的可能性多大（推荐使用图表）？	治疗效果怎样？	结局如何呈现？（推荐使用森林图）
		预后的评估有多精确？	用什么来衡量？（RR、ARR、RRR、NNT）	是否为异质性研究？
			对治疗效果的评估有多精确？	
结果的适用性	方法描述得是否足够详细以允许重复？	适用于个体或者患者群体吗？	适用于个体或者患者群体吗？	适用于个体或者患者群体吗？

此外，三个广泛应用且简便易行的核对清单可帮助作者了解最常见的临床研究类型。STROBE（STrengthening the Reporting of Observational Studies in Epidemiology，观察性流行病学研究报告规范）对撰写回顾性临床研究（包括队列研究、病例对照研究、横断面研究）的研究设计非常方便 [2]。CONSORT（CONsolidated Standards Of Reporting Trials，临床试验报告统一标准）向作者介绍了随机对照试验的关键要素 [3]。最后，PRISMA（Preferred Reporting Items for Systematic Reviews and Meta-analysis，系统综述和 meta 分析的首选报告条目）涵盖了作者希望了解的有关系统综述和 meta 分析的内容 [4]。本章不再赘述上述评估表的细节，读者可自行从网络免费获取这些操作简便、易于理解的评估表。事实上，许多优质期刊都要求使用它们，包括 *The Journal of Bone and Joint Surgery* 和 *Clinical Orthopedics and Related Research*。

4.3.3　展示科研结果，以便读者记住

虽然每项研究设计（实际上是每项研究）都会要求其作者采取不同方式展现研究结果，但作者应尽量不要使结果部分让读者难以理解。毕竟，结果部分展现了该研究的关键信息，因此其写作目的在于帮助读者理解这些信息。我们可以参考以下几个简单的步骤来实现写作目的。

首先，结果部分可以按照与研究问题平行的顺序依次展开。如果有三个研究问题或研究目的，则应在结果部分用三个段落按相同顺序予以回答。应牢记，科研是回答问题的过程。按顺序呈现问题及其答案更有助于读者记住答案。

其次，结果部分的段落不要直接展示复杂过程的分析或统计数据，而应以一个语言简单的摘要性句子开头，句中尽可能少地出现统计分

析术语或名称。事实上，基本没必要在结果部分涉及这些分析名称，因为方法学部分已经有所描述。在结果部分，读者想要知道的是问题的答案，而不是得出答案的方法。

最后，应着重关注效应量和指向性，而非是否存在"统计学意义"。同样，方法学部分应该已经定义了何为排除偶然因素影响的统计学差异，因此读者不希望作者展示没有通过相关统计分析得到的"差异"。在结果部分，读者只想知道差异有多大或更应选择哪种治疗方法。

例如，想象一项研究通过与安慰剂比较来评估脊柱手术中使用的一种新型局部抗凝剂。以下哪个主题句传达了更多信息？

"当比较局部抗凝剂和安慰剂的疗效时，在 t 检验中发现了显著差异（$p < 0.05$）"[*When comparing Nobleedum spray to placebo, a significant difference was found on the t-test（$p < 0.05$）*]

或

"与使用安慰剂治疗的患者相比，使用新型抗凝剂治疗的患者在手术期间的失血量相对更少（850 ± 75 与 400 ± 50 cm^3，$p=0.02$）"[*Patients treated with Nobleedum spray experienced less blood loss during surgery than did patients treated with the placebo（850 ± 75 versus 400 ± 50 cm^3, p=0.02）*]

第二个主题句明确了该研究关注的终点，让读者了解研究效果的强弱和指向性，是更加有效的表述。事实上，它提供了比第一个主题句更多的统计学信息，却没有采用拘泥于"显著"这种无用且困惑性强的描述方式。如果结果部分的每一段都以这样的主题明确的句子开头，则更可能使读者理解并记住研究所传递的主要信息。事实上，有效的主题句可以使读者通过通读结果部分每段的首句快速轻松地辨别出论文的主要信息。设想一下，如果你的读者和你一样忙，你的文章应当尽可能让他们读起来轻松。

4.3.4　合理规划引言和讨论的行文结构以达到最优效果

我们发现作者经常不确定什么内容属于引言（introduction）、什么内容属于讨论（discussion），抑或是什么内容论文中根本不该出现。虽然每个期刊都有自己的特有风格——包括格式问题，还包括它所发表的科研论文的各部分应匹配哪些材料内容——一些通用的方法可以很好地发挥作用。下面介绍其中一种：

考虑到引言的目的是为读者提供足够信息，以帮助读者：①理解研究主题的重要性，②决定是否值得花时间阅读，③准确知晓论文将回答什么问题。据此可构思三段式的简短引言，每一段各满足上面一个目标，这种引言格式通常应用于开门见山的临床研究论文。第一段的作用在于使读者认同研究主题的重要性。虽然科研论文的"重要性"会因读者身份的不同而有所不同（例如，姆外翻的杰出研究可能对手外科医生来说并不重要），但一般而言，作者可以通过让读者相信该论文解决了某个有关常见疾病、难治性的或价格昂贵的问题来确立其重要性。第二段应关注作者着手开展该研究的根本原因：填补专业领域的知识空白或帮助解决现存的某个争议问题。此段落要做到令人信服，即应让读者认为花时间阅读该论文是值得的，毕竟这是个不小的付出。如果只简单地说该研究主题以前从未报道过，并不能构成一个令人信服的理由，因为有些问题正是因为不重要或缺乏兴趣而从未受到关注。这就体现了在指出开展研究的基本原因（填补专业领域的知识空白）前先插入一段背景介绍（为什么该研究主题很重要）的有效性。最后，以包含特定研究问题或研究目的的简短段落作为引言的结尾。如果第二段写得很清楚，关于研究问题的最后一段确实能只采用"因此我们试图研究……"的句式，并提供具体、可证实的研究问题。

引文简短并不意味着讨论是臃肿、散漫或重点不明确的。有效的讨论将①吸引读者；②涵盖研究的局限性；③将研究结果与其他研究结果进行比较；④总结。讨论可能会以一段简短重述研究背景和研究原因的段落开头，接下来是对研究的主要成果进行简短总结（一些期刊更喜欢重述问题而非研究结果——在此请参考心仪期刊的自身风格）。无论是放在第二段还是结尾段，讨论部分必须包括该研究的局限性，具体行文同样取决于该期刊的自身风格。接下来，考虑围绕研究问题展开讨论。一个讨论段落对于一个研究问题的讨论是一个很好的起点（如果一个研究问题的提出足够重要，那么其讨论也同样如此）——而且通常也是很好的终点，因为超出此范围可能会导致读者对重要内容迷失方向。每个讨论段落都应将对研究问题的发现与其他类似主题的研究进行比较，并说明这些发现存在普遍性；再次强调，按照研究问题的提出顺序行文会对读者有所帮助。如果研究结果与其他类似研究不同，作者应该说明可能的原因——不同的技术？不同的研究人群？不同的分析方法？如果研究结果与类似研究相似，作者应解释该研究如何扩展了已知内容或确认该问题为何值得读者注意。最后，一个好的讨论部分应该帮助读者了解研究结果的价值，研究结果对临床实践的影响（如果有的话），以及还遗留哪些未解答的问题、未来的研究将如何。

　　除此之外，详尽的文献综述、对临床研究论文中相关实验室研究结果的总结、团队感兴趣的方向以及由此学到的内容，均不应出现在临床研究论文中，而应该出现在综述类文章中。

4.3.5　指出研究的局限性并予以解释

　　当临床医生撰写科研论文时，他在该项目中投入了数月或数年的时间。情感纽带已经形成。但就像我们的朋友和亲戚甚至我们自己一样，科研论文也存在局限性。好的论文可以坦诚不公地对此展开讨论。

然而，仅仅简单列举出该研究的局限性用处甚微。该部分内容的目的在于对局限性做出合理的解释，即帮助读者理解每一个局限性是如何影响研究主要结果的效应量、普遍性或确定性。对此，一个好的解决方法是关注影响研究设计的常见偏倚类型；循证医学中心为这些主题提供了一些有用的大纲[1]。在这里，我们将重点关注骨科期刊中最常见的研究类型——对于治疗的回顾性研究中三种最常见的偏倚[5]。该类论文几乎全部存在三种偏倚：选择偏倚、转移偏倚和评估偏倚[6]。在回顾性观察研究中，读者比较关心是否存在这些偏倚，作者应使他们了解研究结论在多大程度上受到了偏倚的影响。

- 选择偏倚：研究选取的患者群体是否真正代表了本研究更关注的患者群体，还是只选取了易于研究的人？一般来说，选择偏倚的影响是夸大新治疗方法的获益。

- 转移偏倚：随访是否足够长期且完整到可以证实本研究关注的全部结局（以及并发症或治疗失败）？失访患者更有可能发生不良事件如治疗失败、出现并发症或再次手术，因此，失访患者占比越高，研究的治疗效果看起来就越好[7-8]。一项研究如果报道95%的随访患者疗效良好，但实际只占所有治疗患者的60%，提示该研究可能存在误导性。如果治疗组因随访进度而导致不同程度的失访，转移偏倚的影响则尤为重要。如果治疗组的失访人数多于对照组，则该研究得到的治疗效果会好于实际情况。

- 评估偏倚：谁评估了结果？如何评估结果？对一个精心构建的研究问题，如果采用了不正确的评估方法得到答案，可能会使答案无效或缺乏说服力。相关方（例如手术外科医生）参与研究结果的测量评估或使用未经验证的研究工具评估时，均会造成评估偏倚。特别注意那些旨在评估"满意度"的研究，因为众所周知，"满意度"非常难以评估[9]。

4.4 常见的错误以及如何避免

- **不要问模糊的研究问题**。避免使用"结果""结局"和"我们的经验"等用词，而应该具体化描述研究终点。使用循证医学中心的"PICO"工具（Patient, Intervention, Comparison, Outcome；患者、干预、比较、结果）可对描述有所帮助[10]。

- **不要将统计学意义和临床重要性混为一谈**。除外统计学方法部分，论文的任何其他地方出现"显著"或"统计学上有显著意义"等字眼基本都好处甚微，甚至埋下隐患[11]。读者如果不懂统计学，可能会误认为通过了统计测试等同于研究发现的临床重要性得到证实。事实上，即使效应量非常小，一些结果仍具有"统计学意义"，这是因为研究样本量非常大，这种情况在大型随机试验和国家数据库或登记中心中很常见。除非该差异是消除了方法部分统计学方法的影响后得到的，否则不能声称存在差异。但一旦消除了上述影响，就应该关注该差异是否具有临床意义。在结果部分，应重点关注效应量、优势或风险比、需要治疗或受到损伤人群的占比，以及其他能让读者直观地了解该差异大小的衡量指标。如果研究结果所使用的工具为人所熟知[12]，则应根据最小临床重要差异（minimum clinically important difference, MCID）来衡量结果，并解释如果"差异"小于MCID意味着什么，因为这可以彻底改变该研究的结论。在讨论部分，应指出这些观察到的差异是否值得临床医学中出现的不可避免的权衡，如成本、风险和不确定性。

- **仔细阅读作者说明，避免浪费您的时间**。在向该期刊提交（甚至撰写）您的文章之前，请阅读该期刊的作者说明。确保您的工作在该期刊的提交范围内，并且您的文章遵循了该期刊的自身风格。许多期刊提供模板以便作者易于按照其风格写作。由于该期刊的审稿人已经习惯于看到这种风格的文章，因此不遵循写作风格会使您的文章在审稿过程中处于巨大竞争劣势。

- **不要违反科学出版物的规范或伦理标准。**每个期刊对作者身份、利益冲突和行文冗余等问题都有自己的标准；许多更好的期刊采用现有的周到详尽的国际标准，例如国际医学期刊编辑委员会（International Committee of Medical Journal Editors）[13] 和出版伦理委员会（Committee on Publication Ethics）[14] 制定的标准。投稿前请熟悉期刊关于这些事项的政策，可以参考并借助 www.icmje.org 和 www.publicationethics.org 上可用的指南和工具，并依此遵守执行。如有疑问，请将您的问题通过电子邮件发送给期刊的编辑。代笔作者（ghost authorship）或荣誉作者（guest authorship）、未披露或披露错误的利益冲突以及重复发表（"香肠论文"）通常会导致拒稿甚至更严重的后果，这类错误可能会玷污或毁掉科研生涯。

- **谦虚地提出你的结论，不要过度表达。**没有什么比不谦虚或夸大的结论更能让读者（或审稿人或编辑）失望的了。如果您不确定您的研究结论是否合理规范，可以让不同意您研究观点的熟人阅读您的论文并修改相应的内容，因为很有可能一个或多个审稿人无法完全按照您自己的方式看待这篇论文。

4.5　要点总结

1. **好的科研文章在于提出研究问题并给出相应答案。**根据特定的可证实的终点询问清晰、明确的研究问题，围绕该问题组织构建论文的各部分（方法、结果、讨论）

2. **确保读者了解研究方法。**使用 STROBE、CONSORT 或 PRISMA（以适用者为准）来构建一个可靠且易于遵循的方法学部分。确保读者了解那些循证医学中心的"批判性评估"工具中评定的常见偏倚类型并不会影响论文结果的合理性。

3. **简单表述结果，避免引起误解。** 以一个语言简单易懂的摘要性短句开启每个结果段落，需重点关注研究测试的终点、效应人群占比及其指向性，而非"统计学意义"。

4. **用能够证明研究重要性的研究背景和原因吸引读者，使其不愿跳过该部分。** 这些元素是引言部分的核心精华，并且应该再次出现在讨论部分的首段。

5. **谦虚。** 明确提出研究存在的局限性并使读者明白这些局限性将会如何影响读者对研究主要发现的理解。向读者说明这项工作可能（或可能不会）推广到其他患者群体或临床实践的可能性。结论部分应关注实际研究过的内容。

致谢

作者非常感谢医学博士 Richard A. Brand，他努力改进和传播以问题为导向的科学报告方法，这也深深地影响了我们自己的方法，无论一个人正在着手投稿何种期刊，都应阅读他的论文"为临床骨科和相关研究写作"（*Writing for clinical orthopaedics and related research*）[15]。

（Ryan Stancil, Seth S. Leopold, Adam Sassoon 著

江　东　王振宇　刘卓凡 译　张稚琪　吕　扬 审校）

参考文献

1. Oxford Centre for Evidence- Based Medicine. Critical appraisal tools. http://www.cebm.net/critical-appraisal/. Accessed 22 June 2015.
2. von Elm E, Altman DG, Egger M, Pocock SJ, Gøtzsche PC, Vandenbroucke JP, STROBE Initiative. The Strengthening the Reporting of Observational Studies in Epidemiology (STROBE) statement: guidelines for reporting observational studies. J Clin Epidemiol. 2008;61(4):344–9.
3. Schulz KF, Altman DG, Moher D, CONSORT Group. CONSORT 2010 statement: updated guidelines for reporting parallel group randomised trials. Ann Intern Med. 2010;152:726.
4. Moher D, Liberati A, Tetzlaff J, Altman DG, The PRISMA Group. Preferred reporting items for systematic reviews and meta-analyses: the PRISMA statement. Ann Intern Med. 2009;151(4):264.
5. Wupperman R, Davis R, Obremskey WT. Level of evidence in Spine compared to other orthopedic journals. Spine. 2007;32(3):388–93.
6. Leopold SS. Editorial: let's talk about level IV: the bones of a good restrospective case series. Clin Orthop Relat Res. 2013;471(2):353–4.
7. Paradis C. Bias in surgical research. Ann Surg. 2008;248(2):180–8.
8. Pannucci C, Wilkins E. Identifying and avoiding bias in research. Plast Reconstr Surg. 2010;126(2):619–25.
9. Ring D, Leopold SS. Editorial: measuring satisfaction: can it be done? Clin Orthop Relat Res. 2015;473(10):3071–3.
10. Oxford Centre for Evidence- Based Medicine. Asking focused questions. http://www.cebm.net/asking-focused-questions/. Accessed 22 June 2015.
11. Leopold SS. Editorial: words and meaning in scientific reporting: consecutive, prospective, and significant. Clin Orthop Relat Res. 2013;471(9):2731–2.
12. Schiffer G. CORR insights: the minimum clinically important difference of patient-rated wrist evaluation score for patients with distal radius fractures. Clin Orthop Relat Res. 2015;473(10):3242–4.
13. International Committee of Medical Journal Editors. Defining the role of authors and contributors. 2014. http://www.icmje.org/recommendations/browse/roles-and-responsibilities/defining-the-role-of-authors-and-contributors.html. Accessed 21 June 2015.
14. Committee on Publication Ethics. Guidelines. http://publicationethics.org/resources/guidelines. Accessed 29 Sept 2015.
15. Brand RA. Editorial: writing for clinical orthopaedics and related research. Clin Orthop Relat Res. 2008;466:239–47.

第5章　论文写作：系统综述与meta分析

5.1　引言

5.1.1　历史背景

直到30年前，因为受制于各种因素，获取医疗知识还是件不容易的事情。一方面，医学书籍定价很高，所以仅限于大图书馆或富有的个人阅读；另一方面，这些教科书往往很快就过时了，要适时跟上迅速增长的知识体系是非常困难的。

相比之下，我们现在的问题不是无法获取知识，而是如何应对每天发布的大量出版物。这适用于与医学亚专科相关的全球知识和信息。具体地说，开放获取出版机构的增长导致了这方面的快速周转和快速访问[1]。

5.1.2　当前获取医疗信息存在的问题

人们早就认识到，即使是特定的临床研究问题也很难通过单一研究得到充分回答。迄今为止，随机对照试验被认为是研究设计的"金标准"，旨在回答有关一种新的医疗治疗方案的效果问题。然而，即使是那些被认为是在高质量环境下进行的随机对照试验也有其局限性。一些作者认为样本量太小，其他人则讨论了各自研究设计的固有偏倚。

此外，所得结果对一般人群的适用性也受到质疑。尽管如此，医生、政治家和媒体经常强调某一特定研究的结果——尽管其相关性可能有限。

此外，在医学和生物医学研究方面发表的文献数量持续增加。因此，即使是在其各自领域的专家，也越来越难以跟上他/她当前特定研究领域的最新情况。全科医生尤其如此，他们要接触多个医疗领域。对于他们来说，要跟上文献的更新已经不可能了。

本章的目的是指导读者如何批判性地阅读和报告当前的文献。具体来说，就是怎么处理在系统综述和（或）meta 分析中收集的信息。此外，我们试图向读者提供关于开展和报告此类项目的指导方针的重要参考资料。

5.1.3　系统综述和 meta 分析的发展

20 世纪 70 年代开始出现系统综述和 meta 分析。这与使用电子数据、比较大型试验和数据集的能力密切相关。这些综述试图总结那些似乎收集了过多信息而无法被个人或研究团队直接应用的研究报告。因此，系统综述的想法就变成了系统地收集所有针对特定研究问题所进行和发表的研究。

总结现有研究的策略是由 A. Cochrane 医生提出的，他认识到更大的数据分析对医学研究的新发展至关重要。他的专著《效果与效益》（ *Effectiveness and Efficiency* ）于 1971 年出版，对医学研究以及仅仅从随机对照试验中寻找答案的做法进行了严厉的批评。他呼吁进行系统综述，以便提供循证知识。最终，这促成了 1993 年 "Cochrane 协作网" 的成立，其目标是 "准备、维护和传播卫生保健干预措施效果的系统评价"[2]。Cochrane 图书馆包含了 Cochrane 系统综述数据库，并以收集系统综述和 meta 分析为主要方式，极大地促进了证据的收集工作。

随着系统综述的发展，meta 分析被用来综合不同研究的结果，这些研究以相同的方式研究同一个问题。其目的是提供一个量化的综合估计，从而支持或否认当前的证据。在这个意义上，meta 分析可以是系统综述的一部分，但不总是代表系统综述 [4]。

可以理解的是，任何系统综述和 meta 分析都可能出现偏倚，因为它必须依赖于给定研究中的数据汇总结果。因此，研究人员处理这些研究的一个关键任务是检验数据是否报告有误，以及纳入研究的关键信息是否缺失 [5]。

5.1.4　系统综述与 meta 分析的阅读与评价

对进行系统综述的信息进行评估至关重要。此外，系统综述也应该被严格阅读和评估其临床适用性。为了提高系统综述和 meta 分析的可读性，2014 年发表了报告规范 [6]。在这些规范中，作者指出，理想情况下，在将结果应用于医疗实践之前，应该做出两个判断。每一个判断包括读者应该知道的多个问题，下面列出它们的原始形式。

第一个判断是系统综述方法的置信度。以下是需要回答的问题：

- 综述是否提出了合理的临床问题？
- 相关研究是否详尽？
- 研究的选择和评估是否具有可重复性？
- 该综述提出的结果是否能在临床中应用？
- 综述是否涉及效果估计的置信度？

最后一点至关重要，因为在不知道作者是否报告了纳入的研究中发现的不同偏倚的情况下，我们不能评估后续用于第二个判断的标准。此外，证据本身的异质性也是一个问题。第二个判断包括六个相关点，旨在检验效应估计的置信度。这反映了所报道的效应是否与真实效应相符，以及未来的研究是否会推翻这些效应：

- 证据主体中存在偏倚的风险有多严重？
- 研究结果一致吗？
- 结果有多精确？
- 结果是否直接适用于我的患者？
- 是否担心报告偏倚？
- 是否可以提高证据的置信度？

5.2 规划系统综述与 meta 分析

与每一个研究项目一样，系统综述和 meta 分析必须严密地计划和认真地执行。有大量的文章和书籍涉及系统结果的计划和执行。我们的目标是给出一个简短的总结，其中最重要的一点应该是何时开展一个系统综述。系统综述的过程应遵循以下基本步骤 [4,6]：

1. 确定待研究的问题，并制定入选标准。
2. 文献检索。
3. 根据入选标准浏览标题和摘要。
4. 阅读可能符合标准的试验的全文，以确定其方法学质量，并说明排除原因。
5. 评估偏倚风险。
6. 收集试验数据。
7. 分析获得的试验，如果需要并通过 meta 分析综合统计结果。
8. 严格地报告你的发现。

在进行系统综述时，似乎应该考虑两个主要的缺陷：①只通过一个搜索门户导致的不完整检索；②只阅读了摘要的试验被纳入系统综述中。

因此，系统综述的目标是充分展示和解释当前可获得的关于医学问题的证据。然而，这取决于所有可获得的文献都经过了入排标准的筛选评估。在 PubMed 上的独家检索不符合当前的证据需求（图 5.1）。除了常规搜索 Medline 和 Embase 外，研究人员还应考虑临床试验注册、外语出版物、非同行评议期刊以及各自领域医生已知的未发表信息。

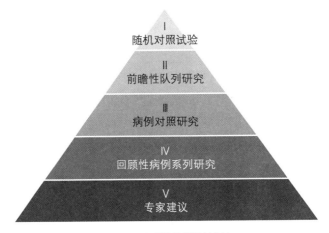

图 5.1　证据的等级结构

5.3　报告系统综述和 meta 分析

正确报告取得的结果与认真进行系统综述同样重要。对已进行的系统综述的总结表明，由于研究者未报告关键信息，报告的质量仍然存在很大的不稳定性（例如，是否存在对证据的偏倚评价）。同样有趣的是，Cochrane 综述和非 Cochrane 综述的质量存在差异，其中 Cochrane 评论的评分明显更高 [7]。

CONSORT 在对随机对照试验报告进行规范的同时，还致力于制定系统评价报告指南，这促成了 1999 年《QUORUM 规范》（quality of reporting of meta-analysis）的发表。该规范随后被修订并于 2009 年作为 PRISMA 标准（Preferred Reporting Items for Systematic reviews and Meta-analysis）发布[5]。PRISMA 允许研究人员在以系统综述的形式报告结果时，还要逐步地检查清单。该清单包括 27 个条目，用于指导作者完成文章草稿的编辑工作。该文章提供了每个建议的解释，包括一个示例。

在试图发布系统综述时，一个常见的缺陷是未能遵守报告规范。不完整的报告会损害根据所选标准评估综述的能力。如果在报告中缺乏对证据可能存在的偏倚进行研究并加以考虑，这种研究是没有用的。

另一个陷阱是过度解读和炒作。结论应限于综述产生的结果的范围，并考虑到综述本身的局限性。在随机对照试验中，系统综述通常被视为纠正这种偏倚的工具，因此在做出明确的陈述和建议时必须格外小心，并确保有证据支持它们。

目前，已经出现了不同的证据置信度评级系统。根据 GRADE（Grading of Recommendations Assessment, Development and Evaluation）标准，临床证据等级可分为高、中、低、极低[10]。

5.4 大数据

另一种克服偏倚、尽可能接近事实的方法与最近流行起来的"大数据"有关。临床研究经常出现资源不足的问题。要么在计划研究时忽略了样本量的计算，要么计算的样本量太大导致研究不可行。这尤其适用于试图研究发病率很低的事件，以及由于干预而产生的相对变化也很小的研究。样本量估算导致项目失败的情况并不少见。

关于脊柱手术后感染率的研究可能就是一个很好的例子。由于手术过程和手术原因导致的感染率为个位数，评估术后感染率变化的研究必须包括数千名患者。对于大多数想法或干预措施来说，这是不可能实现的。

上述事实往往导致研究人员忽略样本量估算，甚至选择在研究前不进行计算。一个把握度不足的研究可能会被未知的偏倚所影响，并且通常不能检测到显著性，或者得到的结果不能推广到一般人群。

因此，大数据可以看作解决上述问题的一种努力。它可以有不同的形式。一方面，与大数据最常关联的可能是全国性的注册中心（TARN, DGU, Japanese registry, NTDB）。大数据不仅限于注册，还包括大型队列研究或大型患者群体的随机对照试验。大型数据集需要特定的处理。大量的数据，尤其是注册中心的数据，容易产生选择偏倚，如果数据库达到一定的规模，使用标准的日常统计工具进行的每一次分析都会产生显著的统计学差异。这就是为什么大型注册中心需要包括生物统计人员在内的专业团队来维护和运营[11]。

（Simon Tiziani, Hans-Christoph Pape 著

张　华 译　张稚琪　吕　扬　詹思延 审校）

参考文献

1. Bastian H, Glasziou P, Chalmers I. Seventy-five trials and eleven systematic reviews a day: how will we ever keep up? PLoS Med. 2010;7(9):e1000326.
2. Levin A. The Cochrane Collaboration. Ann Intern Med. 2001;135(4):309–12.
3. Shah HM, Chung KC. Archie Cochrane and his vision for evidence-based medicine. Plast Reconstr Surg. 2009;124(3):982–8.
4. Greenhalgh T. Papers that summarise other papers (systematic reviews and meta-analyses). BMJ. 1997;315(7109):672–5.
5. Liberati A, Altman DG, Tetzlaff J, Mulrow C, Gotzsche PC, Ioannidis JP, Clarke M, Devereaux PJ, Kleijnen J, Moher D. The PRISMA statement for reporting systematic reviews and meta-

analyses of studies that evaluate healthcare interventions: explanation and elaboration. BMJ. 2009;339:b2700.

6. Murad MH, Montori VM, Ioannidis JP, Jaeschke R, Devereaux PJ, Prasad K, Neumann I, Carrasco-Labra A, Agoritsas T, Hatala R, et al. How to read a systematic review and meta-analysis and apply the results to patient care: users' guides to the medical literature. JAMA. 2014;312(2):171–9.

7. Moher D, Tetzlaff J, Tricco AC, Sampson M, Altman DG. Epidemiology and reporting characteristics of systematic reviews. PLoS Med. 2007;4(3):e78.

8. Moher D, Cook DJ, Eastwood S, Olkin I, Rennie D, Stroup DF. Improving the quality of reports of meta-analyses of randomised controlled trials: the QUOROM statement. Quality of reporting of meta-analyses. Lancet. 1999;354(9193):1896–900.

9. McInnes MD, Bossuyt PM. Pitfalls of systematic reviews and meta-analyses in imaging research. Radiology. 2015;277(1):13–21.

10. Guyatt GH, Oxman AD, Vist GE, Kunz R, Falck-Ytter Y, Alonso-Coello P, Schunemann HJ. GRADE: an emerging consensus on rating quality of evidence and strength of recommendations. BMJ. 2008;336(7650):924–6.

11. Slobogean GP, Giannoudis PV, Frihagen F, Forte ML, Morshed S, Bhandari M. Bigger data, bigger problems. J Orthop Trauma. 2015;29(Suppl 12):S43–6.

第6章 流行病学研究

流行病学被定义为"关于疾病发生频率的分布和影响因素的研究"。Hennekens 等[1] 在他们的优秀著作《医学流行病学》（*Epidemiology in Medicine*）中指出，流行病学可以被视为基于两个基本假设。首先，人类的疾病不是随机发生的；其次，人类的疾病有影响因素和预防措施，可以通过对不同地点或不同时间人群中的不同群体或亚群体进行系统调查来确定。流行病学研究的主要领域包括疾病的病因、传播和筛查以及治疗效果的研究，这些通常在前瞻性随机研究中进行。

我们将阐述流行病学调查在骨科手术中的作用。我们将介绍可以开展的流行病学研究的类型，并对如何评估这些研究的结果进行基本分析。本章针对临床医生，因此我们不会覆盖整个流行病学。如果需要进一步资料，应查阅医学流行病学资料[1]。由于本章两位作者都对骨科创伤有很大的兴趣，所以大多数流行病学研究和计算的使用实例都与骨折有关。然而，本章中概述的原则可以用于许多疾病和医疗场景。表 6.1 列出了流行病学研究的目标概要。

表 6.1　开展流行病学研究的基本原则

1. 确定存在需要研究的问题

2. 尽可能多地收集有关你想调查的疾病或医疗场景的信息。寻找使患者容易患上这种疾病的因素，以及增加或减少患这种疾病可能性的因素

3. 寻找可能导致这种风险因素的模式和趋势

4. 形成一个假设并验证它

5. 发表结果

6.1　历史

希波克拉底在公元前 5 世纪提出了一个理论，认为人类疾病的发展可能与外部环境以及患者的个人因素有关。他认为，季节、天气、当地环境以及患者的职业和锻炼方式可能会影响他们患不同疾病的概率。他认为，人体的疾病是由黑胆汁、黄胆汁、痰和血四种体液失衡引起的。当这些体液处于平衡时，人体是健康的，但当它们失衡时，疾病就发生了。这种信念导致了放血和节食在医学上的应用。他发明了"地方病"和"流行病"这两个词，前者指局限于一个地方的疾病，后者指在特定时间出现的疾病。

直到 1662 年，约翰·格兰特（John Graunt）发表了"关于死亡表的自然的和政治的观察"（*Nature and Political Observations on the Bills of Mortality*），人们才开始尝试测量外界刺激对疾病或死亡率的影响。他分析了伦敦每周的出生和死亡报告，并首次对人群中的疾病模式进行了量化。他记录了男性的出生率和死亡率高于女性、高婴儿死亡率以及死亡率的季节性变化。

根据 Hennekens 等的记录 [1]，在 1839 年威廉·法尔（William Farr）被任命负责英格兰和威尔士总登记官办公室的医疗统计工作之

前，医疗统计几乎没有进展。他建立了一个记录死亡数字和死因的系统，他还分析了不同职业的死亡率。然而，他的主要贡献应该是促进了约翰·斯诺（John Snow）的工作，斯诺认为霍乱是通过受污染的水传播的。斯诺的研究彻底改变了疾病的流行病学分析。随着传染病治疗的改进，流行病学分析更多地用于慢性病。

Semmelweiss 也是医学流行病学的重要先驱。1847 年，他在维也纳的一家医院研究并通过建立消毒程序来降低婴儿死亡率。就像在医学界经常发生的那样，他的同事们并不欣赏他所取得的成果，直到 Joseph Lister 的成果被接受，消毒才被广泛应用。此后，Doll 和 Hill[2] 的研究引起了人们对吸烟和肺癌之间关系的关注。

人们通常认为骨折的流行病学分析是近期才出现的现象。然而，19 世纪的外科医生对他们看到的骨折进行了流行病学分析。Malgaigne[3] 对 1806—1808 年和 1830—1839 年之间的骨折流行病学进行了两次分析。他检查了 2377 处骨折，分析了患者的年龄和性别，以及骨折的季节性和位置。他指出，骨折常见于 25 ~ 60 岁的患者，60 岁以上的患者很少。他认为骨折多见于春季，骨干骨折多见于成年期，但关节内骨折多见于老年人。他还认识到"股骨颈"和"肱骨颈"骨折常发生于老年人，而"桡骨腕骨"骨折常发生于女性。

Gurtl[3] 分析了 1862 年的 1383 例骨折，并指出骨折发生率最高的是年龄≥60 岁的患者，但他的患者中只有 8.5% 属于这个年龄段。Stimson[3] 描述了 1894—1903 年纽约骨折的分布，表明骨折的流行程度很大程度上是由季节决定的。

近年来，人们对骨折的流行病学越来越感兴趣，尤其是老年人的骨折，因为它们变得非常常见，治疗费用也很昂贵。许多技术已经被用于研究骨折的流行病学特征，不同技术之间的差异和它们的一些缺点也更加鲜明。

6.2   研究类型

表 6.2 列出了流行病学分析中经常使用的研究类型。有两种基本类型，即描述性研究和分析性研究。描述性流行病学研究评估疾病或症状体征（如骨折）的分布。它们评估哪些人群会出现这种情况，以及这种情况的频率如何随时间和其他参数而变化。分析性流行病学研究检验描述性调查的结论，以确定某一特定因素是否导致或阻止了正在研究的状态的发生。这些研究类型的一个例子是关于 2010/2011 年苏格兰特定人群中所有非脊柱骨折的流行病学的初步描述性报告 [4]，该报告根据性别和年龄对所有非脊柱骨折进行了描述（图 6.1a），随后的分析研究是关于社会剥夺是否增加或减少骨折的发生率 [5]（图 6.1b）。对原始描述性研究的二次分析表明，在最贫困的 10% 人口中，社会剥夺与骨折发生率的增加有关。

表 6.2   流行病学研究的类型

描述性研究	分析性研究
关联性研究	观察性研究
病例报告	病例对照研究
病例系列	队列研究
横断面调查	干预性研究

6.3   描述性研究

描述流行病学主要涉及疾病或医疗状况的一般特征，通常会对基本特征进行分析。在骨折流行病学中，这些数据通常包括患者的人口

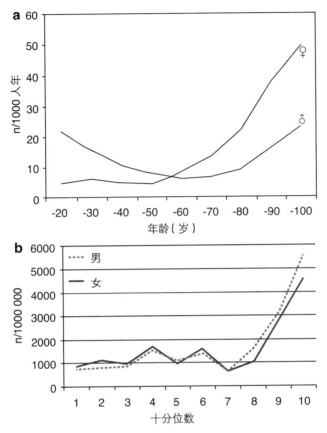

图 6.1 （a）对 1 年期的特定人群中骨折患者的年龄和性别进行描述性研究[4]。
（b）分析患者社会剥夺（进行十分位划分）对骨折发生率的影响[5]。十分位数的 1 代
表最富裕，十分位数的 10 代表最不富裕

数据（如年龄、性别、婚姻状况、职业）和骨折类型的信息。描述性
研究的特殊价值在于，它们经常提供疾病或医疗状况起因的基础证据。
在骨科研究中，分析骨肿瘤、炎性关节疾病或其他骨病的分布很可能
有助于确定这些疾病的原因。

　　有三种描述性研究（表 6.2），分别是关联性研究、病例报告和病
例系列以及横断面调查。

6.4   关联性研究

在关联性研究中，大量（希望是整个人群）的数据被用来描述与特定感兴趣因素相关的情况。最近两个骨科相关研究的例子分别是"类风湿手术中抗风湿药物的使用分析"（*An Analysis of the use of Anti-Rheumatic Drugs in Rheumatoid Surgery*[6]）和"体育活动在预防中年人跌倒及后续损伤中的作用分析"（*An Analysis of the role of Physical Activity in Preventing Falls and Subsequent Injury in Middle Aged Adults*[7]）。在第一项研究中，研究人员分析了 2002—2011 年间魁北克医生收费记录和住院数据库中的 11 333 名患者。该研究的结论是，在诊断为类风湿关节炎后的 1 年内，较长时间使用抗风湿药物可推迟进行关节置换手术 [6]。

在第二项研究中纳入了更大的人群，分析了 2010 年美国行为风险因素监测系统（The US Behavioural Risk Factor Surveillance System）的数据。研究人员调查了 45 岁以上的成年人在过去 3 个月里摔倒的人数，并询问了被调查者因摔倒而造成的伤害。他们发现，在 340 680 名被调查者中，70.7% 的人在休闲时间进行体育活动。这些积极的参与者发生的摔倒和摔倒相关的伤害更少，因此可以开发摔倒预防干预措施 [7]。

关联性研究的一个优点是，如果有数据库，它们相对容易进行。政府和私人保健机构定期收集信息，只要确保其信息能够代表全体人群，就可以取得良好的结果。然而，外科医生应该意识到，私人健康保险公司的数据库不包含所有人群的信息，对结果的分析可能会存在人口的社会经济差异，因为投保的人往往更富裕。

关联性研究的一个缺点是，人们往往无法确定所研究的疾病或医疗状况是否与某一特定人群有关。此外，混杂因素也难以控制。假设，人们可能会证明饮食不足与骨骼状况有关，但事实上，饮食不足可能只是代表了社会经济剥夺或其他一些因素导致了正在研究的骨骼状况。关联性研究可以提出一个假设，然后用分析研究来研究这个假设。图 6.1 就展示了这样一个例子，在得到相关研究的初步结果后，提出了骨折和社会剥夺之间存在关联的可能性。此外，相关数据提供了人群的平均结果，而不是突出哪部分人群处于危险之中。如果一个条件和一个可能的原因之间的关系不是线性的，它不太可能通过关联性研究显示出来。

6.5　病例报告和病例系列

人们常说，病例报告和病例系列代表了临床医学和流行病学之间的一个重要连接点。它们描述的是单个患者或具有类似情况的一组患者。它们的主要用途是帮助识别新的事件或并发症，以便医生受到教育并采取适当的行动。

病例报告相对常见，虽然有趣，但它们并不经常改变医疗实践。在过去 10 年左右的时间里，许多病例报告仅仅是对与所提出的特殊情况相关的文献进行系统综述的一个理由。对近期文献的分析表明，病例报告仍然很流行。我们不可能知道现代病例报告在未来会多有用，但最近发表的两个病例报告可能证明对外科医生有用：分别是儿童股骨粗隆下骨折后取出股骨颈螺钉（Subtrochanteric Femoral Fracture in a Child after Removal of Femoral Neck Screws[8]）和绝经前维生素 D 缺乏女性非创伤性双侧股骨颈骨折（Atraumatic Bilateral Femoral Neck Fracture in a Premenopausal Female with Hypovitaminosis D[9]）。

相反，病例系列可以为外科医生提供关于一种相对罕见的疾病的信息。提供多个案例可以允许提出研究假设，而不是仅仅研究一个感兴趣的案例。一个很好的例子就是艾滋病和同性恋者之间的关联。1981 年报告了 5 例不同寻常的肺炎，该文章有助于提出一个新问题，并启动了更广泛的研究。与病例报告一样，我们不可能知道最近发表的哪些病例系列可能会改变医疗实践，但最近的两份报告值得关注：其中一篇报道了 3 例软组织肿瘤放射治疗后的不完全性骨折[11]；另一篇报道了 5 例椎体压缩性骨折[12]，其最初表现为淀粉样变。作者指出，椎体压缩性骨折似乎与淀粉样变肝脏受累有关。病例报告和病例系列很有趣，也很可能具有影响力，但它们不能用于检验统计关联。

6.6　横断面调查

最后一种描述性研究是横断面调查，也被称为患病率调查。这种类型的研究是在特定的人群中评估一种疾病或医疗状况，通常进行一段时间，大多为 1 年。这些调查对某一特定时期某一疾病或医疗状况在人群中的发生频率进行了评估。这种类型的研究可用于提供有关疾病因果关系的信息，如骨折，横断面调查在界定机动车辆事故、运动损伤和站立摔倒后发生的骨折方面是非常有用的。

从一项横断面研究中获得的信息示例见表 6.3。这显示了在苏格兰爱丁堡一项为期 1 年的特定人群中导致非脊柱骨折的不同损伤模式的流行病学[4]。它很容易让人知道 62.5% 的骨折是由于站立时摔倒造成的，70% 的骨折发生在女性身上。机动车事故导致的骨折发生率仅为 5.2%，但机动车事故导致的多发骨折和开放性骨折发生率较高。这种类型的研究促进了医疗资源的规划，并允许外科医生在当地和其他具有相似人口统计特征的地区预测他们可能遇到的损伤谱。

当进行这种类型的横断面研究时，应该注意在适当的时间内进行。假设，如果表 6.3 所示的结果是在冬季进行的为期 3 个月的研究，人

表 6.3　关于不同骨折原因的横断面研究结果

	构成比（%）	发生率（n/10⁵ 人年）	平均年龄（岁）			老年患者		骨折类型		男/女
			全部	男性	女性	≥65 岁	≥80 岁	多发	开放	
站立摔倒	62.5	836.4	62.3	54.3	65.7	38.9	20.6	1.5	0.5	30/70
较低高度摔倒	4.2	57.9	51.7	48.2	55.2	27.1	10.8	6.8	3.1	51/49
较高高度摔倒	2.3	31.6	36.0	37.5	30.0	8.1	2.5	33.0	10.6	88/12
打击/攻击	13.6	182.6	33.3	31.1	40.1	3.6	1.0	5.7	5.8	75/25
运动	11.1	149.2	31.3	30.4	35.5	3.0	0.3	2.1	0.6	82/18
机动车事故	5.2	69.6	42.6	41.7	45.8	10.2	3.0	17.4	6.4	78/22
病理性	0.4	4.8	67.3	63.5	70.3	60.0	24.0	0	0	44/56
自发的	0.3	2.7	49.9	44.5	54.0	21.4	21.4	0	0	43/57

注：此类研究促进资源的规划和分配，并让外科医生更了解他们的患者。

们可能会发现运动损伤的患病率不同，老年人摔倒的患病率可能更高。因此，需要注意结论适用于特定的时期。与横断面研究相关的另一个问题是难以标准化研究中参与的人群。表 6.3 所示的患者来自一个限定区域，该区域只有一家医院治疗骨折 [4]，这种情况是罕见的，特别是在大城市，如果患者可以去两到三家不同的医院，就很难准确评估骨折的发病率和患病率。这些困难将在本章后面讨论。

6.7 分析性研究

在分析性研究中，对一人群进行调查，以确定患病或处于某种特定医疗状况是否由暴露于某种特定因素或刺激所引起。因此，在骨科创伤中，我们可以分析一组中老年女性，观察双膦酸盐是否会影响股骨干骨折的发生率。分析性研究有两种类型：观察性研究和干预性研究。两种研究类型不同之处在于研究人员的角色。在观察性研究中，研究人员观察事件发生的过程，只记录谁接触了潜在的诱因刺激或正在研究的因素，谁已经发生了疾病或感兴趣的医疗状况。在干预性研究中，研究者施加一个有潜在影响的因素，然后观察患者，以确定疾病或医疗状况的发生或过程是否会受到影响。

6.8 观察性研究

观察性研究有两种类型：病例对照研究和队列研究。在一项病例对照研究中，将一系列患有正在调查的疾病或医疗状况的患者（病例）与一组同等的没有患病的人（对照）进行比较，其假设是，先前暴露于某种可识别的属性或事件导致了病例组患病。然后分析暴露于致病因素或事件的人群在病例组和对照组中的比例。最近 Bishop 等 [13] 的研究就是这类研究的一个例子，他回顾性分析了关节周围骨折后导致膝关节僵硬的危险因素。作者比较了一组需要治疗的膝关节僵硬的骨折患者和一组没有膝关节僵硬的骨折患者。他们发现暴露于某些损伤因素（伸肌机制破坏、需要筋膜切开术和需要皮瓣覆盖的伤口）导致了膝关节周围骨折后膝关节僵硬的发生。

在队列研究中，研究对象被分为两组，取决于他们是否暴露在一个特定的因素或刺激。然后，他们会被随访一段特定的时间，以确定他们是否会患上所研究的疾病。这通常是长期的研究，持续多年，取决于疾病自然史和目标疾病的进展。同样重要的是要意识到"队列研究"这个术语在骨科手术中被广泛滥用。这种滥用经常被误认为是一个大的队列研究，而实际上许多队列研究是关联性研究或横断面研究。Teng 等最近发表了一个骨科队列研究的文章，这是一项对 6 个队列研究的 meta 分析，旨在观察吸烟对全髋关节置换术后假体相关并发症的影响。研究表明，与不吸烟者相比，吸烟者无菌性松动、深部感染和翻修的风险显著增加。两组患者在住院时间和移位风险上没有差异。队列研究可以是前瞻性的，也可以是回顾性的。

6.9　干预性研究

干预性研究是临床试验的另一个名称，它与前瞻性队列研究非常相似，都会在调查开始后对受试者进行前瞻性随访。其主要区别是，研究人员引入了某种形式的干预，有可能改变正在调查的疾病或医疗状况的发生或进展。这类研究通常被视为理想的研究类型，比观察性研究提供了更有力的因果推断证据。这主要是因为它具有前瞻性，而且研究人员能够随机安排患者接受或不接受干预。

　　d'Heurle 等 [15] 和 Prestmo 等 [16] 所进行的研究是近期骨科创伤随机对照研究的两个例子。d'Heurle 等 [15] 对锁定钢板和非锁定钢板治疗高能量胫骨远端骨折进行了一项前瞻性随机试验，结果显示没有差异。这种类型的研究是很重要的，因为锁定钢板已经被相当火爆地出售，而且对于骨科医生来说，了解这些昂贵植入物是否比以前的便宜植入物更好，是很重要的。

　　Prestmo 等 [16] 研究了髋部骨折患者的老年护理情况。他们将在家中居住的年龄≥70 岁且骨折前能够行走 10 米的髋骨骨折患者随机分配接受综合老年护理或普通骨科护理。研究表明，与普通骨科护理相比，这些立即进入专门的综合老年病房的患者，他们 4 个月时的活动能力有了明显提高。他们的结论是，老年髋部骨折患者的治疗应设置老年骨科护理。这类研究非常重要，因为它将决定未来老年骨折患者应该如何护理。

6.10　方法学的问题

　　对研究类型进行简单的综述，往往会掩盖开展高质量流行病学研究的复杂性。Cummings 等 [17] 确定了几个需要考虑的关键领域，表 6.4 中列出了这些领域。

表 6.4　设计流行病学研究时需要考虑的重要方法学领域

分子的问题	骨折的定义、分类、分型和确诊
分母的问题	匹配分子和分母并选择适当的分母
因果关系	将不同原因和损伤机制进行识别和分类
多重性	多个疾病史，一名患者可能发生多处骨折，或者在研究期间可能发生多处骨折

6.11 分子问题

在许多医疗条件下，收集和处理数据是相对简单的。任何经常出现在医生面前的医疗状况，都应该直接进行流行病学分析。然而，并不是所有的疾病或医疗状况都是如此。骨科创伤就是一个很好的例子，骨科文献中有很多关于骨折类型数据收集不完善的例子，这在描述性研究和横断面调查中尤其是个问题。

根据经验，人们会认为关于骨折的数据收集是容易的。人们只要去医院就可以看到所有的骨折，并评估它们的患病率和发生率。然而，骨折的确诊，或使用现有的资料去识别骨折可能是非常困难的。在许多国家，骨折在不同类型的机构进行诊断和治疗，严重创伤在一级创伤中心或同等机构进行治疗，而较轻的创伤则由社区医院或私人诊所的外科医生进行治疗。因此，很少有医院能看到所有类型的骨科创伤，而且，由于医院之间通常缺乏沟通，通常很难准确评估骨折的患病率和发生率。

另一个问题是诊断骨折的医生或医务辅助人员的经验可能不足。有些骨折很难诊断。开放性股骨干骨折不太可能被误诊，但缺乏经验的医务人员可能很难诊断手、腕和足部的骨折。在一些国家，越来越多的轻微骨折患者在轻伤诊所接受检查，越来越多的临床医生配备非医疗工作人员，在那里使用或不使用放射影像都可以进行诊断，这有可能产生不正确的流行病学结果。

最近一项对医疗和非医疗急诊人员诊断骨折的能力的分析[18]显示，在一家大医院急诊复查的 7449 例骨折中，22% 的病例诊断错误。进一步分析发现，初级医护人员骨折误诊率为 23.6%，高级急诊医护人员骨折误诊率为 17.1%。这说明了如果要获得准确的流行病学信息，将创伤（即使看起来是轻伤）患者转诊给经验丰富的创伤外科医生的重要性。

由于难以准确诊断骨折，因此在研究中使用了不同的方法，结果也就不尽相同。表 6.5 给出了关于骨折发生率的几项研究：英国 4 项 [19-23]，挪威 1 项 [24]，美国 1 项 [25]。所有的研究都包括了儿童和成人，人们预计结果会非常相似：这三个国家的平均预期寿命和富裕程度相似，骨折的总体流行病学不太可能有很大差异。然而表 6.5 所示的结果差异巨大，我们认为其原因是使用了不同的研究方法所致。

表 6.5   不同研究采用不同研究方法的骨折发生率比较

	研究年份	国家	发生率（n/10⁵ 人年）		
			总体	男性	女性
Donaldson et al. [19]	1980 — 1982	英国	9.1	10	8.1
Johansen et al. [21]	1994 — 1995	英国	21.1	23.5	18.8
Court-Brown and Caesar [23]	2000	英国	12.6	13.6	11.6
Rennie et al. [22]					
Donaldson et al. [20]	2002 — 2004	英国	36.0	41.0	31.0
Sahlin [24]	1985 — 1986	挪威	22.8	22.9	21.3
Fife and Barancik [25]	1977	美国	21.0	26.0	16.0

注：所有研究包括了儿童和成人。

Donaldson 等在他们的早期研究 [19] 中调查了英国特定地理位置的人群，并记录了住院和门诊患者的骨折情况。他们认为他们可能漏诊了一些足趾骨折和脊椎骨折，但他们觉得他们漏诊的损伤相对较少。类似的方法也被 Court-Brown 和 Caesar[23] 以及 Rennie 等 [22] 于 2000 年在苏格兰使用。Court-Brown 和 Caesar 收集并分析了成人骨折的数据，而 Rennie 和她的同事在同一时期收集了儿童骨折的数据。他们的结果已被合并，以便与 Donaldson 等的结果进行比较。从表 6.5 可以看出，两项研究的结果相似，但略有差异，可能与两项研究间隔 20 年有关。

　　然而，表 6.5 中的其他研究给出了截然不同的结果。Johansen 等在威尔士 [21]、Sahlin 在挪威 [24]、Fife 和 Barancik 在美国 [25] 的研究均得到了类似的骨折发生率。这些不同研究的方法相似，不同骨折类型的诊断均取自当地急诊的记录。多数患者都经过初级医生或辅助医务人员的检查，而没有看过有经验的骨科医生。这种情况与苏格兰的研究相反，苏格兰的所有诊断都是由骨科医生做出的。这很容易导致对身体软组织损伤常见部位（如手、腕、足和踝）骨折发生率的错误估计。威尔士研究和苏格兰研究中前臂、手腕和手部骨折的发生率比较证明了这一点。相对发病率分别为 9.2/1000 人年和 6.1/1000 人年。在踝关节和足部骨折中也发现了类似的差异，但在股骨干骨折中没有，威尔士的发病率为 1.6/1000 人年，苏格兰为 1.4/1000 人年。Aitken 等 [18] 的研究结果也显示急诊人员对某些上肢骨折（锁骨、肱骨近端、肱骨远端、桡骨近端、尺骨干、桡骨远端、腕骨、掌骨和手指）和下肢骨折（胫骨近端、距骨、跟骨、中足、跖骨和足趾）的数量有明显的误诊和高估。

　　研究采用的第三种方法是简单地让患者填写一份问卷，以确定他们在特定时期是否发生过骨折。表 6.5 显示，Donaldson 等 [20] 的第二项研究使用了该方法，记录的骨折发生率为 $36/10^5$ 人年，这是极不可能的，可能的原因是，许多患者被物理治疗师、整骨师、其他医务辅助人员甚至朋友和熟人告知，持续的疼痛可能与骨折有关。

　　近年来，通常使用由政府机构编制的大型数据库进行流行病学分析，数据库的规模提高了研究的质量。然而，应当牢记，即使在大型数据库中，数据的质量仍然受到诊断基础疾病的技能的影响。关于某些数据库中普遍存在的问题，一个很好的例子是全科实践研究数据库（General Practice Research Database），现在被称为临床实践研究数据链（Clinical Practice Research Datalink），它在英国被广泛使用。这些数据来自家庭医生的全科诊疗，但如果疾病是在医院确诊的，家庭医生只是储存医院给他们的诊断。因此，同样的问题适用于医院的急诊科，数据库包含许多非专家做出的诊断。这种情况很可能在世界各地的许多大型数据库普遍存在。

大型数据库的另一个问题是不知道它是否完整。在私人医生执业广泛的国家，编制的一些数据库可能不太完整。关于怎样构建一个令人满意的数据库尚存在争论。很少有人对数据库的完整性进行过有意义的分析评估，但在一个以效率和专业知识著称的国家，即丹麦，丹麦骨折数据库（Danish Fracture Database）被评估为具有83%的完整性[26]，并且认为与手术相关的数据在89%~99%的病例中是可验证的，这可能是一个非常成功的数据库的代表。

最近使用大型数据库得出重要结论的一个例子是Nordström等的研究[27]。他们使用了瑞典全国患者登记库（Swedish National Patient Register），该数据库包含了瑞典自1987年以来提供的所有住院治疗资料。结果显示，在2006—2012年间，有116 111名年龄≥50岁的患者发生过原发性髋部骨折。利用这个大型数据库，他们能够证明对于住院天数≤10天的患者，住院天数每减少1天，出院30天内死亡的概率在2006年增加8%，在2012年增加16%。在住院≥11天的患者中，住院时间的缩短与死亡率的增加无关。许多国家都曾尝试让髋部骨折的老年患者更早出院，以空出床位供其他患者使用，但基于这个大型数据库的分析表明，这可能并不符合患者的最佳利益！

最近一项关于苯二氮䓬类药物与股骨近端和股骨干骨折相关性的研究[28]证实了数据库的不一致性。研究人员使用了来自西班牙、英国和荷兰的三个初级保健数据库。作者指出，苯二氮䓬类药物增加骨折的风险，但数据库之间的研究结果存在差异。因此，打算对任何规模的数据库进行流行病学研究的任何人都必须了解是谁收集了这些数据以及如何收集的这些数据。这些数据库使用起来相对容易，因而我们建立和使用它们，但其数据可能不准确。

　　大型数据库的使用有可能会越来越多，而且未来的数据库很可能会更加精确和复杂。在最近的一项研究中，Pugely 等 [29] 对美国的大型数据库进行了分析，这些数据库可用于流行病学研究。他们举了一个例子，医疗保险数据库是 ≥65 岁患者最大和最完整的行政索赔数据库，到 2012 年，有 4500 万人参加了医疗保险。然而，他们也指出，医疗保险数据有明显的缺点：该数据库并不适用于较年轻的非医疗保健人群，而且数据难以获取和分析，使用费用也很昂贵。另一个问题是编码系统的准确性。他们指出，ICD-9 编码系统存在很大的不准确性，而 ICD-10 编码系统会更好。我们很难知道这些数据库在未来会多准确，但很可能存在固有的编码不准确，我们期望这些大型数据库中庞大的人数能够弥补任何持续存在的不准确。

6.12　分子的主观分类标准的应用

　　我们一般根据骨折所涉及的骨骼和骨折在骨内的位置来分析骨折的流行病学，但进行更深入的分析需要使用描述骨折形态的分类系统。Aitken 等 [30] 指出，有许多骨折的分类方法，但常常会有相当多的与使用相关的观察者之间和观察者内部的错误。由一名外科医生对所有骨折进行分类可能会使这一问题最小化，但这通常是不切实际的。如果依赖缺乏经验的医生和医务辅助人员来诊断骨折，或者使用基本的骨折分类系统以外的任何分类标准来定义骨折，都将会有相当大的错误率。Siebenrock 和 Gerber[31] 对肱骨近端骨折的 Neer 系统和 AO 分类系统进行了分析，研究结果很好地说明了这个问题。他们发现，这两种系统都不足以在不同研究中对相似分类的骨折进行有意义的比较。

6.13　分母的问题

选择正确的分子对做好流行病学研究至关重要，同样地，选择正确的分母也很重要。对于外科医生来说，他们认为无论在他们的医院里看到什么范围的骨折都代表了整个社区的情况，这是很常见的现象，因为他们没有意识到在医院里只看到了社区里一部分人的骨折。

关联性研究和横断面研究需要使用特定的人群。在骨折流行病学研究中，这个人群通常是医疗机构用于获取分子数据的地理聚集区域。然而，如果一个地区有不止一家医院接收某一特定疾病或医疗状况的患者，则很难确定正确的聚集区域。理想的情况是只有一家医院负责治疗某一特定疾病，而且没有私人医生参与治疗该疾病，否则就很难获得有关分子和分母的准确数据。然而，这种理想的情况很少见，儿童和成人在不同医院治疗的情况很常见，脊柱骨折和复杂的手部损伤通常分别由神经外科医生和整形外科医生治疗，这意味着很难准确地获得分子数据和分母数据。为了进行准确的研究，必须确定一个详细界定的收集区域，并收集在该地区所有患有所研究的疾病或医疗状况的患者的具体数据。一种有用的技术是使用邮政编码并分析这些地区的情况，但必须记住分子信息可能仍然不足。

我们来看一个与使用错误分母信息相关的例子：研究踝关节骨折的流行病学。最近爱丁堡对特定人群中所有住院和门诊患者骨折的研究显示，踝关节骨折是骨科常见的第四大骨折，发病率为 $137.7/10^5$ 人年。总体上，1% 的踝关节骨折为开放性的 [4]。一项名为"1987—2004 年瑞典踝关节骨折流行病学"的研究调查了 91 140 例踝关节骨折，但只分析了住院患者，发病率为 $71/10^5$ 人年，3%

的骨折为开放性的。在另一项名为"美国足部和踝关节骨折的流行病学：国家创伤数据库（2007—2011）的分析"的研究中，作者没有说明发病率，但 17.9% 的踝关节骨折是开放性的。在第一篇文章[32]中，作者承认他们没有纳入门诊患者，而在第二篇文章[33]中，作者指出数据是从主要的创伤中心收集的，骨折的识别取决于编码的质量。然而，这些论文的标题暗示他们的结果适用于整个人群。踝关节骨折发病率和开放性骨折发病率的差异证明了正确使用分母和准确理解结果含义的重要性。

6.14 其他因素

外科医生还需要考虑其他一些因素。首先，用于分析的数据库是否能代表整个人群？上一节的两个例子就是没有使用覆盖整个人群的大型数据库和只分析住院患者的骨折。显然，如果一个人只是想了解特定人群构成的流行病学，这些方法是合适的，但它们不能像上面踝关节骨折的流行病学那样推广到整个人群。不具有代表性方法的另一个例子是使用保险数据库：这些保险数据不能覆盖全部人群，因为有一部分人没有投保。Brinker 和 O'Connor[34] 研究了一组大型私人保险患者的骨折发生率。男性平均年龄 29 岁，女性平均年龄 28.7 岁，因此，该研究的流行病学只代表较年轻的人群。Bradly 和 Harrison 对澳大利亚的住院患者进行了调查，以获得骨折流行病学方面的信息。然而，由于在大多数医疗保健系统中，55%～60% 的骨折是在门诊就诊的，从这种类型的研究中获得的信息是有限的，只能适用于不到一半的骨折人群。

6.15   因果关系

Aitken 等 [30] 指出，许多与患者相关的环境因素促成了骨折的发生，了解这种多因素的病因可能是确定某一特定骨折或患者群体流行病学的必要条件。例如，当研究道路交通事故作为伤害的原因时，研究人员必须考虑到研究对象中各部分之间暴露的潜在差异。某些患者群体，如老年人，可能不太可能持有驾照或驾驶车辆，这使他们本来就有更低的这一原因受伤的风险。这也同样适用于运动损伤中骨折发病率的研究。研究人员必须认识到不同群体的体育运动参与水平不同，因此风险暴露程度也不同。

6.16   多次发病

当对骨折或其他疾病进行流行病学研究时，一个患者可能同时发生几次骨折，或者患者在研究期间可能在不同的场合发生骨折。当这种情况发生时，如果再假设认为事件在统计上是独立的，这种假设就可能不正确，并可能使数据分析复杂化。研究人员需要意识到这些问题。在进行统计分析之前，他们必须决定如何处理多次发病的数据，并将这些信息记录在相关稿件的方法学部分。

6.17   流行病学研究中事件发生和关联的测量指标

我们将介绍在骨科流行病学研究中常用的事件发生和关联的基本指标。流行病学家使用各种各样的测量指标，如果需要进一步的信息，应查阅专业流行病学书籍[1]。

6.18　事件发生

在任何流行病学研究中，能够量化疾病或医疗状况的事件发生是至关重要的，病例报告或病例系列除外。最简单的指标是评估相关的人数。在之前引用的 Nordström 等[27] 的研究中，瑞典在 7 年内有116 111 例髋部骨折，这一简单的数字可能有助于决定医院和社区资源的分配。然而，为了调查伤害和疾病的分布和原因，有必要了解人群的规模和收集数据的时间。

最常用的疾病或医疗状况事件发生的测量指标是患病率和累积发病率。这些定义见表 6.6。

表 6.6　事件发生和关联的测量指标

患病率	发生疾病或医疗状况的病例数 / 研究的病例数
累积发病率	某一特定时期的新增病例数 / 在研究开始的时候有风险的总人数
发病密度	某一特定时期内的新病例数 / 观察人年数
校正率	人群中某一亚群的疾病病例总数 / 在特定时期内该亚群体中的个体数量
风险比	暴露组患者的发病率 / 非暴露组患者的发病率
比值比	（暴露的病例数 × 未暴露非病例数）/（暴露的非病例数 × 未暴露病例数）

患病率是指接受调查的人群中发现某一疾病或医疗状况的比例。表 6.6 显示，它是通过比较发现的患有该病的人数或病例数与调查的总人数或病例数来计算的，通常用百分比表示。时点患病率是指在某一特定时间点患有这种疾病的人群比例。期间患病率是指在给定时期

内的患有此病的人群比例，包括在研究初期已经患有此病的人。终生患病率是指在一生中某时刻患过这种疾病的人群比例。例如，在表 6.3 所示的 2010/2011 年爱丁堡骨折研究中，在为期 1 年的研究期间，有 1221 例成人（≥16 岁）桡骨远端骨折，确诊的骨折总数为 6996 例，骨折患者组桡骨远端骨折的患病率（构成比）为 17.5%。患病率对于分配资源特别有用。因此，如果我们知道 17.5% 的骨折都发生在桡骨远端，那么应该提供足够的人员和资源来应对这种特殊的情况。

累积发病率在医学研究中通常简称为发病率，它量化了某一特定时期危险人群中新出现的某种疾病或医疗状况的病例数（表 6.6）。在测量发病率时，分母的正确是特别重要的。2010/2011 年，爱丁堡 517 512 名成年人中共发生 1221 例桡骨远端骨折，每年的发病率为 235.9/10 万人，这通常表示为 $235.9/10^5$ 人年[5]。这种类型的发病率测量要求在特定的时间间隔内对整个人群进行随访，并以研究初期的人群数量作为计算的分母。然而也有例外，可能原因是研究对象入组的时间不同或随访期不同。

在上面这种情况下，可以使用发病密度，通常称为发病率，而不是累积发病率（见表 6.6），它的主要区别是，计算时考虑了所研究的人群规模的变化，而平均人群规模或"人年总和"被用作分母。在爱丁堡桡骨远端骨折病例中，2010/2011 年每 517 512 人年发生 1221 例。假设该研究在接下来的两年研究期间发现 2360 例病例（第一年当地人口为 52 万，第二年当地人口为 52.5 万），则可以计算发病密度:（1221 + 2360）骨折 /（517 512 + 520 000 + 525 000）人年 =3 581/1 562 512 人年 =0.002291/ 人年 =229.1/10^5 人年。发病密度可以用来确定一个人在特定时期内患这种疾病或医疗状况的风险。需要注意的是，如果指定的研究周期为 1 年，"累积发病率"等于"发病密度"。

6.19　校正率

可以计算出整个人群在一段时间内的疾病发生率（见表 6.6），这被称为粗率（如发病率）。另外，粗率也可以加以改进，以反映人群中某一特定因素的影响，例如，患者年龄或性别，因此称为年龄调整率或性别专率。粗发病率很像发病密度，是用新病例总数除以某一特定时期的人群数量得出的。继续上面的例子，2010/2011 年爱丁堡成年人桡骨远端骨折的粗发病率为 235.9/10^5 人年。如果想了解患者年龄对桡骨远端骨折发生率的影响，那么年龄调整率可以提供更多的信息。比较 20 ～ 29 岁人群和 70 ～ 79 岁人群，每个年龄段发生骨折的数量除以这些群体的总人数。相应的数字是 114/59 279 和 191/24 998，按年龄调整的比率分别为 192.3/10^5 人年和 764.1/10^5 人年，并证实了患者的年龄对这些损伤的发生有影响。

流行病学家还使用调整后的率来抵消人口变化，例如人口规模和人口特征随着时间的推移而变化，这些因素将导致疾病或医疗状况发生频率的变化。爱丁堡成年人桡骨远端骨折的发生率为 235.9/10^5 人年，共有 517 512 名成年人。2000 年，同一人群地区 508 936 人发生骨折 1009 例，发生率为 198.3/10^5 人年。桡骨远端骨折绝对数量的增加不仅仅是人口规模增加的原因，因为骨折发生率已经控制了人口规模大小。这种差异可能是由于人口结构的变化造成的，例如老年人、女性或社会经济贫困群体的比例增加。计算对这些变量进行适当调整后的率将为研究人员提供更有意义的信息。

6.20　关联的测量指标

在流行病学研究中，计算疾病或医疗状况的频率是进行人群比较从而确定疾病原因的基础。为了便于比较，将用于比较的两个率合并为一个参数，以估计患病或医疗状况和暴露风险之间的关联。用来定义这种关联的两个最常见的率比是风险比和比值比（表6.6）。

6.21　风险比

风险比（risk ratio, RR）是一个事件发生在一个特定的"风险"或"暴露"人群中的概率与同一事件发生在未暴露人群中的概率的比值。这种计算可以突出特定人群中年龄和性别对骨折风险的影响。然而，与其他流行病学计算一样，分母必须正确。

一个例子是80~89岁的女性在某一年内发生非脊柱骨折的风险。在2010/2011年爱丁堡的研究中，80~89岁的女性中有723例骨折，其余成年人群中有6065例骨折，两组发病率分别为4712.9/10^5人年和1117.6/10^5人年，风险比为4.2。有趣的是，80~89岁女性股骨近端骨折的风险比与社区其他人相比是19.1！

相对危险度为1.0表明某一疾病或医疗状况在某一特定群体中的发病率与其他人群相同。>1.0表示正相关，4.2的比值意味着80~89岁女性发生骨折的可能性增加了320%（即4.2减去无效值1.0）。

6.22 比值比

比值比（odds ratio, OR）量化了某一特定人群中某一致病因素或变量的有无与某一特定疾病或结果的有无之间的关联度。风险比是概率的比值，而比值比是比值的比值。比值比的计算如表6.6所示。

这方面的一个例子是估计扩孔在闭合胫骨骨干骨折愈合中的作用[36]。骨科医生对这一主题感兴趣差不多有20年了，如果根据这一主题发表的早期论文来计算比值比，这个争论可能已经解决了！6篇早期的论文[37-42]研究了髓内钉在闭合性胫骨骨干骨折治疗中的作用，并考虑了合并髓内钉和不合并髓内钉的骨折数量。145例骨折中141例骨折经扩孔愈合；173例骨折中146例未扩孔愈合。扩孔钉与未扩孔钉合并的比值比为（141/4）/（146/27）或（141×27）/（4×146），即6.5。可见，扩孔使闭合性胫骨骨干骨折愈合的概率增加了6倍以上（译者注：这种倍数的说法不准确）。文献表明，相对于比值比，临床医生更能理解风险比。如果试验有较高的事件发生率，则比值比可能会高估治疗组之间的差异。

6.23 总结

流行病学研究在医学上非常重要，无论是以吸引人们对特定疾病或有应用前景的治疗方法的病例报告，还是作为检验治疗或疾病危险因素的金标准的随机对照干预性研究。它们通常是容易开展的，但分子和分母准确性的问题并不少见。外科医生应该清楚对疾病或医疗状况的诊断的准确性以及记录信息的准确性。使用大型数据库并不能解决数据获取的问题。

　　分母也同样重要。外科医生认为他们在医院里看到的东西反映了整个社区的情况，这种情况并不少见，但通常是不正确的。他们研究的人群必须反映他们希望研究的人群的情况，他们还必须了解因某种疾病或医疗状况而接受治疗的人群数量。表 6.7 概述了流行病学研究的基本要求。

表 6.7　有助于开展流行病学研究的准则

1. 是否使用了正确的流行病学研究方法？

2. 分子用对了吗？你知道是谁诊断出了正在研究的疾病，以及这些信息是如何记录的吗？所有的参数都被正确定义了吗？

3. 是否使用了正确的分母？是否研究了正确的人群？你是在用分母来代表不合适的人群吗？

4. 是否调查了所有可能导致疾病或医疗状况的原因？

5. 是否存在可能改变流行病学分析方法的多次发病？

（Charles M. Court-Brown, Stuart A. Aitken 著

张　华 译　张稚琪　吕　扬　詹思延 审校）

参考文献

1. Hennekens CH, Buring J, Mayrent SL, editors. Epidemiology in medicine. Philadelphia: Lippincott Williams and Wilkins; 1987.

2. Doll R, Hill AB. Smoking and carcinoma of the lung: preliminary report. BMJ. 1950;2(4682):739–48.

3. Stimson LA. A practical treatise on fractures and dislocations. 4th ed. New York: Lea Brothers & Co; 1905.

4. Court-Brown CM. The epidemiology of fractures and dislocations. In: Court-Brown CM, Heckman JD, McQueen MM, Ricci WM, Tornetta P, editors. Rockwood and Green's fractures in adults. 8th ed. Philadelphia: Wolters Kluwer; 2015.

5. Court-Brown CM, Aitken SA, Duckworth AD, Clement ND, McQueen MM. The relationship between social deprivation and the incidence of adult fractures. J Bone Joint Surg Am. 2013;70-A:74–9.

6. Moura CS, Abrahamowicz M, Beauchamp ME, Lacaille D, Wang Y, Boire G, Fortin PR, Bessette L, Bombardier C, Widdifield J, Hanly JG, Feldman D, Maksymowych W, Peschken C, Barnabe C, Edworthy S, Bernatsky S, CAN-AIM. Early medication use in new-onset rhenmatoid arthritis may delay joint replacement: results of a large population-based study. Arthritis Res Ther. 2015;17:197. https://doi.org/10.1186/s 13075-015-0713-3.

7. Caban-Martinez AJ, Courtney TK, Chang WR, Lombardi DA, Huang YH, Brennan MJ, Perry MJ, Katz JN, Christiani DC, Verma SK. Leisure-time physical activity, falls and fall injuries in middle-aged adults. Am J Prev Med. 2015;49(6):888–901. https://doi.org/10.1016/j.amepre.2015.05.022.

8. Song KS, Lee SW. Subtrochanteric femur fracture after removal of screws for femoral neck fracture in a child. Am J Orthop. 2015;44:40–2.

9. Paraliticci G, Rodríguez-Quintana R, Dávilla A, Otero-López A. Atraumatic bilateral femoral neck fractures in a premenopausal female with hypovitaminosis D. Bol Assoc Med PR. 2015;107:51–4.

10. Centers for Disease Control. Pneumocystis pneumonia-Los Angeles. MMWR. 1981;30:250.

11. Braun KF, Pohlig F, Lenze U, Netter C, Hadjamu M, Rechl H, von Eisenhart-Rothe R. Insufficiency fractures after irradiation therapy – case series. MMW Fortschr Med. 2015; 157(Suppl 5):1–4.

12. Sarosiek S, Sehlin DC, Connors LH, Spencer B, Murakami A, O'Hare C, Sanchorawala V. Vertebral compression fractures as the initial presentation of AL amyloidosis: case series and review of the literature. Amyloid. 2015;24:1–7.

13. Bishop J, Agel J, Dunbar R. Predictive factors for knee stiffness after periarticular fracture: a case-control study. J Bone Joint Surg. 2012;94-A:1833–8.

14. Teng S, Yi C, Krettek C, Jagodzinski M. Smoking and risk of prosthesis-related complications after total hip arthroplasty: a meta-analysis of cohort studies. PLoS One. 2015;10(4):e0125294.

15. d'Heurle A, Kazemi N, Connelly C, Wyrick JD, Archdeacon MT, Le TT. Prospective randomized comparison of locked plates versus nonlocked plates for the treatment of high-energy pilon fractures. J Orthop Trauma. 2015;29:420–3.

16. Prestmo A, Hagen G, Sletvold O, Helbostad JL, Thingstad P, Taraldsen K, Lydersen S, Halsteinli V, Saltnes T, Lamb SE, Johnsen LG, Saltvedt I. Comprehensive geriatric care for patients with hip fractures: a prospective, randomised, controlled trial. Lancet. 2015;385(9978):1623–33.

17. Cummings P, Koepsell TD, Mueller BA. Methodological challenges in injury epidemiology and injury prevention research. Annu Rev. Public Health. 1995;16:381–400.

18. Aitken SA, Rodrigues MA, Duckworth AD, Clement ND, McQueen MM, Court-Brown CM. Determining the incidence of adult fractures: how accurate are emergency department data? Epidemiol Res Int. 2012;2012:837928. https://doi.org/10.1155/2012/837928.

19. Donaldson LJ, Cook A, Thomson RG. Incidence of fractures in a geographically defined population. J Epidemiol Community Health. 1990;44:241–5.

20. Donaldson LJ, Reckless IP, Scholes S, Mindell JS, Shelton NJ. The epidemiology of fractures in England. J Epidemiol Community Health. 2008;62:174–80.

21. Johansen A, Evans RJ, Stone MD, Stone MD, Richmond PW, Lo SV, Woodhouse KW. Fracture incidence in England and Wales: a study based on the population of Cardiff. Injury. 1997;28:655–60.

22. Rennie L, Court-Brown CM, Mok JY, Beattie TF. The epidemiology of fractures in children. Injury. 2007;38:913–22.

23. Court-Brown CM, Caesar B. Epidemiology of adult fractures. A review. Injury. 2006;30:691–7.

24. Sahlin Y. Occurrence of fractures in a defined population: a 1-year study. Injury. 1990;21:158–60.

25. Fife D, Barancik J. Norteastern Ohio trauma study III: incidence of fractures. Ann Emerg Med. 1985;14:244–8.

26. Gromov K, Fristed JV, Brix M, Troelsen A. Completeness and data validity for the Danish

fracture database. Dan Med J. 2013;60:A4712.

27. Nordström P, Gustafson Y, Michaëlsson K, Nordström A. Length of hospital stay after hip fracture and short term risk of death after discharge: a total cohort study in Sweden. BMJ. 2015;350:h696. https://doi.org/10.1136/bmj.h696.

28. Requena G, Huerta C, Gardarsdottir H, Logie J, González-González R, Abbing-Karahagopian V, Miret M, Schneider C, Souverein PC, Webb D, Afonso A, Boudiaf N, Martin E, Oliva B, Alvarez A, De Groot MC, Bate A, Johansson S, Schlienger R, Reynolds R, Klungel OH, de Abajo FJ. Hip/femur fractures associated with the use of benzodiazepines (anxiolytics, hypnotics and related drugs): a methodological approach to assess consistencies across databases from the PROJECT-EU project. Pharmacoepidemiol Drug Saf. 2015;25(Suppl 1):66–78. https://doi.org/10.1002/pds.3816.

29. Pugely AJ, Martin CT, Harwood J, Ong KL, Bozic KJ, Callaghan JJ. Database and registry research in orthopaedic surgery. Part 1: claims-based data. J Bone Joint Surg Am. 2015;97:1278–87.

30. Aitken SA, Hutchison JD, McQueen MM, Court-Brown CM. The importance of epidemiological fracture data. Bone Joint J. 2014;96-B:863–7.

31. Siebenrock KA, Gerber C. The reproducibility of classification of fractures of the proximal end of the humerus. J Bone Joint Surg Am. 1993;75-A:1751–5.

32. Thur CK, Edgren G, Jansson K-Å, Wretenberg P. Epidemiology of adult ankle fractures in Sweden between 1987 and 2004. Acta Orthop. 2012;83:276–81.

33. Shibuya N, Davis ML, Jupiter DC. Epidemiology of foot and ankle fractures in the United States: an analysis of the national trauma data bank (2007 to 2011). J Foot Ankle Surg. 2014;53:606–8.

34. Brinker MR, O'Connor DP. The incidence of fractures and dislocations referred for orthopaedic services in a capitated population. J Bone Joint Surg Am. 2004;86-A:291–7.

35. Bradley C, Harrison J. Descriptive epidemiology of traumatic fractures in Australia. Injury search and statistics. Series Number 17. Adelaide AIHW (AIHW cat no INJ-CAT 57); 2004.

36. Court-Brown CM. Fractures of the tibia and fibula. In: Bucholz RW, Heckman JD, editors. Rockwood and Green's fractures in adults. 5th ed. Philadelphia: Lippincott Williams and Wilkins; 2001.

37. Court-Brown CM, Will E, Christie J, McQueen MM. Reamed or unreamed nailing for closed tibial fractures. J Bone Joint Surg (Br). 1996;78-B:580–3.

38. Blachut PA, O'Brien PJ, Meek RN, Broekhuyse HM. Interlocking intramedullary nailing with and without reaming for the treatment of closed fractures of the tibial shaft. J Bone Joint Surg Am. 1997;79-A:640–6.

39. Bone LB, Sucato D, Stegemann PM, Rohrbacher BJ. Displaced isolated fractures of the tibial shaft treated with either a cast or intramedullary nailing. J Bone Joint Surg Am. 1997;79-A:1336–41.

40. Gregory P, Sanders R. Treatment of closed, unstable tibial shaft fractures with unreamed interlocking nails. Clin Orthop. 1995;315:48–55.

41. Krettek C, Schandelmaier P, Tscherne H. Non-reamed interlocking nailing of closed tibial fractures with severe soft tissue injury. Clin Orthop. 1995;315:34–47.

42. Riemer BL, DiChristina DG, Cooper A, Sagiv S, Butterfield SL, Burke CJ, Lucke JF, Schlosser JD. Nonreamed nailing of tibial diaphyseal fractures in blunt polytrauma patients. J Orthop Trauma. 1999;13:27–32.

第7章 文章拒稿的常见原因

7.1 引言

在过去的一个世纪里，医学写作和出版发生了巨大变化。19世纪和20世纪初如同戏剧散文一般的报告形式已经让位于有条理的、严格的报告结构。1862年塞缪尔·格罗斯对休克的描述是"生命机器的粗暴解体"，而最近的描述则是"一种组织缺氧状态，氧输送不足以满足代谢需求"[1]。虽然前者更有说服力和描述性，但几乎可以肯定它更有可能被当代杂志拒稿。

医学写作风格的大部分变化都是信息和知识爆炸的结果。当对一个疾病过程知之甚少时，就更难描述，这就诱使作者使用异想天开的想象。然而，对审稿人来说这样的写作方式往往是不合适的，也是导致被拒稿的最终原因。写作风格改变的另一个原因是科学方法的完善。描述性研究和猜想已经让位于假设驱动的研究，生物统计学方法被用来拒绝或接受无效假设。没有明确遵守这一模式的研究更有可能被拒绝。最后，研究人员数量的指数级增长，以及信息传播的便利性，使许多期刊的投稿量不堪重负。决定向哪个期刊投稿的时间几乎与撰写稿件本身的时间一样多。事实上，一份稿件经常在被一本期刊拒绝后被另一本影响因子相似但范围不同的期刊接受（即便未经修改）。本章将回顾常见的拒稿原因和减少拒稿的策略。

7.2　文章被拒稿有哪些原因？

- 拒稿几乎普遍涉及违反以下五个原则中的一个或多个：创新性、相关性、范围、质量和风格。
- **创新性**：创新性是指作品的原创性。稿件必须对该领域有新的贡献。这种贡献应在摘要和引言中明确强调。
- **相关性**：创新的主题如果与当代患者的诊疗没有关联，审稿人不会感兴趣。尝试从外科医生诊治患者的角度来阅读稿件，即稿件中讨论的是特定疾病或治疗方法。要批判性地思考所投稿期刊的论著涉及的范围和读者群。
- **范围**：范围是指信息过少和过多之间的平衡。稿件必须有明确的问题陈述，以及一个有组织的假设。结果部分应该只介绍与假设相关的信息。同样，讨论部分应只从提出的结果中得出结论。不要用太多的结果来淹没评审者。相反，应选择 5 ~ 10 个关键结果在稿件的正文中介绍。此外，用散文性的描述来掩盖成果太少，这种行为往往很容易被经验丰富的审稿人发现并拒绝。
- **质量**：研究设计应该有一个合理的机会获得积极的结果。常见的研究局限性，如样本量不足、混杂因素和减员等，应在稿件中预计到并明确提出。正面的结果应予以强调，负面的结果应就收集到的额外信息进行解释。建议向生物统计学家进行常规咨询。
- **风格**：医学写作遵循一种特定的风格。摒弃过度描述、戏剧性和浮夸的散文风格，以及不相干的信息，只列举事实。稿件应有意"干燥"一些，介绍结果，然后引导读者得出结论。相比之下，标题虽然简明扼要，但应该既"吸引眼球"又引人入胜。避免冗长的引言和结论。应质疑每句话的必要性。

7.3　成功投稿的技巧和窍门

7.3.1　创新性

一般来说，复制以前发表的研究报告不太可能发表。然而，这一规则也有一些例外。例如，使用更大的样本量、不同的医疗环境（如医联体医院、农村医院等）、不同的患者群体（如拥有不同的社会经济人口因素的患者、病态肥胖患者、糖尿病患者）或不同的地理位置来重复一项研究，将增加稿件的创新性。稿件中应明确指出在先前研究基础上的这些改进。

除了这些特殊情况外，提交发表的稿件应代表新的研究。因此，引言部分应简明扼要地转述该研究路线的思路，首先是形成研究问题，然后是迄今已进行的研究，并指出该领域的现有缺陷。这种描述将为当前的研究路线奠定基础。只要有可能，就应该引用作者自己的研究，因为这既能建立起可信度，又能记录之前的成功发表。

7.3.2　相关性

创新性必须伴有相关性。该领域中重要的未解决的问题最常通过审查当前的文献、全国性会议的摘要和最近的书籍章节来确定。一般来说，实际的临床问题比晦涩的细枝末节更容易引起审稿人的注意。许多常用的技术都是根据"专家意见"流传下来的，而事实上，这些几乎都没有数据支持。尽管作者通常相信研究是相关的，但审稿人可能不相信。因此，利用导言来阐述问题，描述疾病的人口统计学、流行率以及疾病特征随时间的变化。例如，"在所有入院的创伤患者中，约 1/3 出现钝性脾外伤。在过去的 20 年里，钝性脾损伤的处理已经从手术转向非手术。这一转变引出了此类患者的静脉血栓栓塞症预防时机问题。"如果审稿人认为该工作不相关，那么无论其质量如何，都会被拒绝。

只有少数出版物会涉及多中心、随机的临床试验。相反，大多数稿件报告的是单个中心甚至单个外科医生的经验。稿件中必须对可推广性问题给予一定的关注。让审稿人相信单一机构的经验适用于一般医院或外科医生，他们可能会采用这种治疗方法。

最后，仔细选择要提交的期刊。在网上阅读该杂志的任务说明和读者信息。仔细阅读该杂志的当前出版物，了解其内容以及与你的研究的相关性。

7.3.3　范围

审稿人对一篇稿件的关注很少超过 15 分钟。因此，要避免对研究进行冗长而笼统的描述，而是简洁而具体。只需包括足够的背景资料，以便让审稿人了解你的研究，让你的研究把审稿人带入到临床情境中。同样，应尽量只对一两个假设进行阐述。应尽量减少额外的假设、亚组分析和讨论。此外，讨论和结论部分应该只对所提出的结果进行推断。避免没有结果支持的猜想和推测。

7.3.4　质量

质量也许是成功投稿的最重要组成部分。具有合理范围的创新和相关的工作必须设计合理，并对该领域做出有意义的贡献。高质量的研究始于合理的研究设计。一般来说，案例报告和案例系列被认为是描述性的，而不是真正的研究。相比之下，研究涉及利用因变量和自变量的假设测试。最常发表的研究设计包括病例对照、队列和临床试验。读者可以参考一些流行病学的文章，以了解更详细的研究设计[2-5]。研究设计以及因变量和自变量应该在方法部分明确说明。通过估计效果和样本量，并将此信息与预期的研究对象数量相互参照，来评估研究的可行性。这项工作将最大限度地减少第二类错误（未能拒绝一个错误的无效假设）的变化。一般来说，没有达到统计学意义的阳性结果不太可能被发表。如果作者不熟悉基本的生物统计分析，应寻求独立的生物统计学家的帮助。现在大多数期刊都保留了这样的顾问，统计技术方面的错误很容易被发现。简而言之，质量是指严格的研究设计和积极的结果。

7.3.5 风格

风格是指稿件的整体感觉，从标题开始。标题应简明扼要；一般来说，标题应限制在 15 个字以内。此外，标题应该是对研究结果的有力总结。考虑以下两个标题："肋骨骨折的手术固定与具有不同骨折和损伤模式的重症创伤患者队列中的结果之间的关系"与"肋骨骨折的手术固定降低死亡率并改善肺部结果"。第一个标题太长，而且只是暗示了一种关联。相比之下，第二个标题既简洁，又对研究结果做了积极的陈述。一般来说，这些规则也适用于稿件的其余部分。详细审查语法、标点符号和排版错误是必要的，特别是如果稿件是用作者的非常用语言写的。应避免过度描述、猜测和夸张的散文风格。此外，某些词在医学写作中通常被误用。例如，"显著"一词在医学写作中具有非常具体的统计学意义，通常意味着 p 值小于 0.05。避免在其他情况下使用这个词，如"在过去的 10 年中，外科医生对锁骨固定的偏好有了显著变化"。最后，避免恶意诋毁该领域的其他作者。相反，应该客观地陈述以前工作的局限性。

导言应包括 5～10 句话，为当前的研究"搭台"。前一两句话应专门陈述问题及其相关性，例如，"肋骨骨折是创伤患者最常见的胸部损伤，其发病率高达 50%。"接下来，描述过去处理该问题的努力（包括作者自己的努力）和局限性。最后，说明当前研究的假设，以及计划如何在现有技术水平的基础上发展。假设应该清楚地说明，一般来说，是列在介绍部分的最后一句话，例如，"当前研究的假设是，与最佳非手术治疗相比，肋骨骨折的手术固定能改善肺部的相关预后"。

　　方法部分也同样遵循一个标准化的纲要。第一段应描述研究背景，如学术医疗中心、实验动物和农村门诊患者。接下来，应明确说明研究设计和样本。例如，"这是一项前瞻性的队列研究，研究对象是入住重症监护室的肋骨骨折患者"。纳入和排除标准要明确说明。接下来，划定主要因变量和自变量，然后是协变量，最后是统计分析。避免冗长地描述额外的结果指标；一般来说，将分析限制在主要的、次要的，以及（很少出现的）第三类结果指标。在可能的情况下，学习稿件中将要使用的方法学。应参考的常见例子包括评分的验证（如疼痛评分、生活质量评估）、手术技术和某一疾病过程的动物模型。许多组织对临床试验的报告提出了详细的结构规定，鼓励读者阅读最新颁布的 CONSORT 声明 [6]。

　　结果部分应该只包含结果。虽然这句话看起来不言自明，但很多时候，更适合于方法或讨论部分的句子（甚至是整个段落）却在结果部分出现。请看下面这句话："丹佛健康医疗中心是一个国家认证的一级创伤中心"。这句话更适合放在方法部分。接下来考虑以下文字："研究组的患者享受到了更短上机实践：在呼吸机上的时间平均少了 2 天，这可能是由于手术固定提供了额外的胸壁稳定性。"第一，使用"享受（ enjoyed ）"一词是不恰当的，"发生（ incurred ）""使用（ used ）"或"被发现有（ were found to have ）"对一篇科学文章来说更合适。第二，关于结果的差异可能是由于胸壁稳定性的增加的说法是推测性的，没有得到结果的支持；这句话应该放在讨论部分。

讨论部分通常以重述临床问题开始，然后是对结果的简明总结。接下来，与类似文章进行比较，强调研究对象、手术技术、局限性和结果的具体差异。至少要用一段话来列举研究的局限性。这项工作需要一定的技巧；作者应该试图让审稿人相信他们意识到了重要的研究局限性，但"一长串"的局限性会降低稿件的可信度。在对局限性进行讨论后，应提供一个明确的结论和建议，包括在特定研究领域的下一步行动。

在回复审稿人的意见时也要有一定的风格。答复应以封面信开始，感谢期刊对稿件的详细审查和改进机会。然后，回复应以要点的形式组织，每条回复前面都有单独的审稿人意见。如同稿件一样，回复中应避免过度描述性和消极的语气。除了极少数例外，所有审稿人的意见都应纳入稿件中。这项工作通常涉及简单的修改，如在讨论部分的限制性段落中增加一句话。不同意审稿人的意见只会增加被拒的可能性，因此不鼓励这种做法。在最极端的情况下，如果不可能同意并采纳审稿人的意见，应该有礼貌地回复，并提供充分的理由。

7.4 常见错误及如何防止这些错误

- **投稿前未审阅文献**。由于每月有数百篇文章发表，我们鼓励作者在投稿前一周甚至一天查阅文献。对当前文章的讨论和引用展示了该领域的最新知识，增加了发表的机会。
- **向错误的期刊投稿**。花一些时间查看各种期刊的网站，注意任务说明、考虑的工作类型和读者范围。仔细阅读当前和过去的期刊，寻找与要提交的作品的相关性。
- **作者太多**。作者超过 10 人的稿件（如果期刊允许的话）一般来说是个红线。将作者人数限制在 8 人以下，并在稿件结尾处明确说明每位作者的贡献。

- **没有封面信**。封面信是编辑和审稿人首先阅读的内容。花点时间恭敬地感谢期刊对其工作的考虑，并描述其与本领域的相关性，以及期刊的读者群。

- **贬低他人的工作**。在稿件中贬低其他人的研究是不专业的。应以专业的方式指出现有研究的局限性，以及他人对该领域的贡献。

- **语法不当**。这个问题将在本书另一章详细讨论。一般来说，要避免使用口语、俚语、缩略语、连读句子和只有一个句子的段落。读者可参阅 Strunk 的《风格要素》(*The Elements of Style*) [7]。

- **忽视格式化指南**。虽然这个问题一般不属于审稿人的职权范围，但经常审稿的人都会习惯于该期刊的格式化。花时间有条不紊地遵循格式指南，包括标题、字数限制、图的数量和质量、参考文献等。不遵守准则会增加被拒稿的可能性。

- **缺少假设**。每个引言部分的最后一句话应包含研究假设。稿件将仅根据这一标准被拒绝。

- **结论要么没有回答假设，要么没有得到结果的支持**。避免在结论中进行推断和猜测。假设的句子和结论的第一句应该是镜像的。

- **无生物统计学家参与**。现在大多数期刊编委会中都有统计学家，他们对每篇稿件进行例行审查。生物统计学家将提供有关研究设计、样本量计算、数据分析和研究局限性阐述的宝贵信息。

- **没有让同事对作品进行校对**。每份稿件都能从另一双眼睛中受益。至少让一位同事、导师、学生、配偶或好朋友校对作品。每一个印刷错误被纠正后，都会使作品更加清晰。

- **对审稿人的意见作出消极或对抗性的回应**。尽一切努力处理审稿人的每一条评论，即使你不同意他们的意见。如果不可能根据审稿人的意见修改作品，要有礼貌地做出详细解释。大多数进入修改阶段的稿件最终都会被发表；草率或不专业的回应只会增加最终被拒稿的机会。

7.5　要点总结

1. 在大多数情况下，通过对稿件的创新性、相关性、范围、质量和风格的批判性分析，可以预见到拒稿。
2. 本文讨论的稿件各方面的标准化格式将使投稿的成功率最大化。
3. 无论研究结果如何，明确的、以假设为导向的研究设计是无可替代的。
4. 争取校对人员和生物统计人员的协助；仅仅是低级的印刷错误就有可能被拒绝。
5. 大多数按要求修改后退回的稿件最终会被接受；认真对待这一步骤，避免与审稿人发生冲突。

（Fredric M. Pieracci 著　侯云飞　吕　扬　张稚琪 译　周　方 审校）

参考文献

1. Pieracci FM, Biffl WL, Moore EE. Current concepts in resuscitation. J Intensive Care Med. 2012;27:79–96.
2. Drummond MF. Methods for the economic evaluation of health care programmes. 2nd ed. Oxford: Oxford University Press; 1997. 305 pp.
3. Pagano M, Gauvreau K. Principles of biostatistics. 2nd ed. Pacific Grove: Duxbury; 2000.
4. Kelsey JL. Methods in observational epidemiology. Monographs in epidemiology and biostatistics, vol. viii. 2nd ed. New York: Oxford University Press; 1996. 432 pp.
5. Friedman LM, Furberg C, DeMets DL. Fundamentals of clinical trials, vol. xviii. 3rd ed. New York: Springer; 1998. 361 pp.
6. Moher D, Schulz KF, Altman D. The CONSORT statement: revised recommendations for improving the quality of reports of parallel-group randomized trials. JAMA. 2001;285:1987–91.
7. Strunk W, White EB. The elements of style, vol. xviii. 50th Anniversary ed. New York: Pearson Longman; 2009. 105 pp.

第**8**章 非英语母语作者的写作技巧

8.1 引言

当非英语母语者在国际期刊投稿英文文章时，都会面临文化差异、语言障碍和语法错误的问题[1]。

首先，非英语母语者用英文写作十分耗费精力，导致整个写作过程更耗时。其次，文章中的语言错误和修辞不当往往对同行评审的结果产生负面影响[2]。最后，非英语母语者需要理解同行评审的相关出版规则是强制性的，以避免伦理问题。

本章旨在指出非英语母语作者发表英文文章时面对的主要问题，并提出相应的解决方案。

8.2 问题有哪些？

1. 英文词汇量与语法掌握不足
2. 英文的科学语言运用更加受限
3. 对同行评审的规则不了解（格式、样式等）
4. 被拒稿时怎么做？

8.3   常见错误及如何避免

8.3.1   英文词汇量与语法掌握不足

非英语母语作者在写作英文文章时可能会使用拼写检查和语法检查等电子工具。然而，需要明确知道的是，以上这些都是简单的工具，并非为科学写作专门设计，且往往是不准确的，因此写作时不应过度依赖。我们认为，应避免使用软件或线上工具将中文文稿全文翻译，因为翻译后的文稿经常难以阅读。

一系列措施可以用于防止上述错误。最有效的方法是通过英语课程掌握基本英语表达。另外，在提交英文文稿前，可找英语母语者对文稿进行审阅及修改[3]。许多研究机构都有写作中心以帮助完善文稿。

有多种职业的语言专业人员可以帮助完成文稿的写作与出版，包括个人编辑、文字编辑和校对人员[4]。个人编辑或文字编辑是指为一个作者工作，在文稿提交给期刊前帮助作者改进语言和表达的人。这些编辑的工作各不相同，包括修改拼写与语法错误，调整语句和段落结构等。校对人员则是参与出版过程最后阶段的人员。校对人员检查手稿的语法、排版和样式错误，但不检查语句和段落是否传达了预期的意思。

8.3.2   英文的科学语言运用更加受限

当涉及英文文章发表时，不同语言间表达的细微差距可能比语法差异更难以理解。与其他语言相比，用于医学相关的书面英语往往更简洁且固定，这就为非英语母语作者带来了更多的复杂性。因此，许多非英语母语作者认为运用标准的引言、方法、结果和讨论的格式将会产出易于理解的科学文章。

8.3.2.1　应当怎么做？

首先，对于各种类型的文稿，均有相应的检查清单，包括用于随机对照研究的"临床试验报告统一标准"（CONsolidated Standards Of Reporting Trials，CONSORT）检查清单（www.consort-statement.org），用于队列研究的 STROBE 检查清单（http://www.strobe-statement.org），或是用于系统综述与 meta 分析的 PRISMA 检查清单（http://www.prisma-statement.org）。此外，几乎所有期刊都有自己详尽的模板，可以在它们各自的网站上找到。这些检查清单和模板都是有用的工具，有助于改善文稿的语言表达并达到更科学的文字风格。

另一个有用的建议是，从目标期刊寻找精心设计、执行并撰写文章的研究进行阅读与学习。这可以使作者更深刻地理解何为成功的研究。

最后，也是最重要的，文稿需要反复地起草、审阅、修改与编辑。在投稿之前，文稿应再次分发给所有作者并再进行一次最终的审阅与修改。

8.3.3　对同行评审的规则不了解

8.3.3.1　资助

在出版行业中有一些重要的规则需要明确[5]。这些规则可能会因投稿的杂志不同而有所区别。最重要的是，必须保证透明：谁资助了这项研究？这可能会引入任何偏倚吗？谁拥有数据？

8.3.3.2　作者身份

另外，作者身份和作者顺序也很重要。谁真正参与了这项科学研究，他们值得被列为作者吗？我们认为，作者身份应在研究的早期进行明确，每个人应有相应的角色与工作。作者的名单应准确反映所有参与研究的人员。

8.3.3.3　重复的出版物

包含相同数据集的重复出版物是不道德且不诚实的。如果文章已在某一期刊发表，那么它将不能被发表在其他期刊。在学术会议上展示的文章摘要及海报仅属于展示，因此，它们仍可被出版。

出版伦理委员会（Committee on Publication Ethics, COPE; http://publicationethics.org）提供了有关重复出版物的附加说明 [6]。

8.3.3.4　利益冲突

利益冲突可能有多种形式，其中财务冲突是最明显的 [5]。一篇文章出版中的所有参与人员，包括编辑、审稿人和作者，都有责任披露任何可能会影响他们客观地展示或审评数据的相关利益。除了经济利益冲突之外，还有个人、政治、知识产权及宗教的利益冲突。值得注意的是，利益冲突的存在（例如，供职于研究的资助机构）并不使此人失去被列为作者的权利。

8.3.3.5　抄袭与版权

期刊编辑和读者有权期望作者提交的研究是原创的 [4]，这意味着它不是抄袭的（即没有未经许可利用其他作者的原创内容，如果使用则需要得到许可），并且版权没有被侵犯（例如，复制的图片或表格）。

大多数期刊都有先进的软件用于检测抄袭 [7-8]，当一篇文稿超过 10% 的内容与其他文章类似时，就会提示存在抄袭的可能。

如果存在实质性的抄袭（即复制现有出版物内容超过 25%），那么此文稿将退出出版流程，且相应的研究机构应被告知。如果在出版后证实有抄袭行为，编辑应撤回相应文章，并告知读者相应的学术不端行为。

以下内容将帮助避免抄袭行为：

- 在涉及他人的观点时，提供完整的引文及参考文献。
- 转述而非复制。
- 当复制时，不超过 6 个连续单词。
- 复制受版权保护的元素时，需获取许可。

8.3.4　被拒稿时怎么做？

很多作者不清楚"不接收"（nonacceptance）与"拒绝"（rejection）之间的区别。实际上，许多作者将不接收理解为拒稿。发表一篇文章有时是很漫长的过程。通常，不接收意味着作者有机会回复给编辑和审稿人修改后的文稿。

对作者而言，将文稿提交给合适的期刊十分重要。当然，作者需要利用好每个期刊提供的模板和建议，这也是不小的负担。

8.4　要点总结

1. 在提交文稿前，反复审阅和修改以避免拼写和语法错误。如果仍存在问题，可向精通科学写作的英语母语者寻求帮助。

2. 一定要了解目标期刊的规章制度及要求的文章格式。

3. 对于编辑和审稿人提出的修改建议，保持耐心并坚持接受。确保回复编辑部提出的每一个修改意见。

（Matthew P. Abdel, Matthieu Ollivier 著

江　东　王鼎予 译　张稚琪　吕　扬 审校）

参考文献

1. Van Weijen D. How to overcome common obstacles to publishing in English. Res Trends. 2013;35:17–8.
2. Uzuner S. Multilingual scholars participation in core/global academic communities: a literature review. J Engl Acad Purp. 2008;7(4):250–63.
3. Ravi M. Publishing a journal in English: tips for journal editors who are non-native English speakers. Sci Editing. 2014;1(1):46–8.
4. Masic I. Plagiarism in scientific publishing. Acta Inform Med. 2012;20(4):208–13.
5. Horton R. Conflicts of interest in clinical research: opprobrium or obsession? Lancet. 1997;349:1112–3.
6. Surgery Journal Editors Group. Consensus statement on the adoption of the COPE guidelines. Am J Surg. 2010;200(1):1.
7. Graf C, Deakin L, Docking M, Jones J, Joshua S, et al. Best practice guidelines on publishing ethics: a publisher's perspective. Ann N Y Acad Sci. 2014;1334(Suppl 1):e1–e23.
8. Gipp B. Citation-based plagiarism detection: detecting disguised and cross-language plagiarism using citation pattern analysis. Berkeley: Springer Vieweg; 2014. p. 10. ISBN 978-3-658-06393-1.

第9章 影响因子与替代计量学：
未来何去何从？

9.1 引言

对于目前的绝大多数学术文献，我们都需要使用特定的工具来评定其质量、重要性和相关性。一般而言，同行评审、引用次数和期刊影响因子（journal impact factor, JIF）是用来评估学术工作的质量、筛选出最重要的相关学术文章的常用工具。然而，同行评审是一个缓慢而传统的过程，在大多数情况下，它无法统计学术作品的数量（因为大多数作者最终都成功地在某个地方发表了他们的作品），而相比之下，引用计数则更慢，且不足以筛选出有影响力的作品（尤其是尚未经引用者）。JIF 则是反映某一期刊上前两年发表的论文平均被引用次数的指标[1]。虽然影响因子常被用来衡量期刊在其领域内的相对重要性，但它不适用于评估单篇文章的质量。通常，一份期刊中只有少数文章对该期刊的影响因子有着较大的贡献，而其他文章可能只有非常有限的引用次数。此外，期刊的编辑政策有时会要求提交文章的作者引用发表在本期刊上的其他文章或委托评审的文章，这些文章通常会得到更多的引用。因此，现在已出现一些反对不适当运用 JIF 的运动。2012 年 12 月 16 日，一部分学术期刊的编辑和出版商在加州旧金山举行的美国细胞生物学学会（American Society for Cell Biology, ASCB）年会上提出了一系列建议，称为"旧金山研究评估宣言"（San Francisco Declaration on Research Assessment, DORA），旨在改进科学研究成果的评估方式 [2]。虽然传统的衡量工具，如引用次数和 JIF，仍将是研究评估的重要组成部分，但它们已逐渐跟不上研究成果和研究者对其运用的发展速度。

9.2　当今研究人员面临的挑战是什么？

- 数字环境对传统印刷模式统治地位的接替。
- 新形式的学术成果的不断进展。
- 愈发强烈的对研究的社会影响进行评估的趋势。
- 传统工具在跟踪和评估网络驱动的新式研究成果以及单篇文章的影响力方面表现不佳。
- 开发替代性度量工具以满足现代研究的需要。

作为占主导地位一种科学交流活动的手段，网络的出现引起了新的学术输出形式的发展，包括研究数据集、海报和会议上的报告、电子论文、博客、在线教学活动（如课堂、讲座）等。

不断增多的网络驱动的学术工作为可靠的学术评估手段和从大量的科学工作中筛出最重要且相关的学术文章设立了新的标准。另外，近年来出现了一种倾向，认为科学研究应该从只在科学界内进行、交流和评估，向更加开放、更多考虑其社会影响的方向转变。过去，科学只是学术团体的核心关注点，而现在，人们更关心的是展示其对社会的价值 [3-4]。

可衡量在目前环境下的学术影响的新的度量工具已经出现。传统的文献计量评价方法主要集中在期刊水平（如影响因子）或研究者水平（如 H 指数 [5]），而新开发的计量工具主要集中在文章水平和社会影响。这些替代的度量工具被称为替代度量学（altmetrics），这个术语是由 Jason Priem 和他的同事在 2010 年提出的，用来描述既关注单篇文章的评估，也关注另类学术成果影响力的度量工具[6]。这些新出现的度量工具基于文章级别，利用社交网络来分析和发布。在任何情况下，它们都应该被认为是传统度量手段的补充而非替代。

文章级指标（article-level metrics, ALMs）包括传统的影响力工具（如引用次数）和新的指标（如文章被下载的次数）。ALMs 最大的限制是它们不能从一份学术作品收到的反馈中区分出其质量。替代计量学本质上是基于网络的度量工具，旨在通过使用来自社交媒体平台的数据来衡量出版物和其他学术资料的社会影响[7-8]。目前已经出现了许多新的工具，旨在获取和显示这些替代指标。

下面简要介绍最突出的一些工具：

- **Altmetric**：可追踪任何社交媒体网站、报纸和杂志中提到的数十万篇学术文章的内容。Altmetric 为每一篇文章创建一个分数，衡量一篇学术文章获得关注的数量和质量。

- **ImpactStory**：它是一个开源的替代测量工具，从各种社会和学术数据来源提取相关数据，包括 Facebook, Twitter, CiteULike, Delicious, PubMed, Scopus, CrossRef, ScienceSeeker, Mendeley, Wikipedia, SlideShare 等。替代计量学会报告其原始数据和在同年发表的文章中的百分比。

- **Plum Analytics**：跟踪各种学术输出的指标，包括期刊文章、书籍章节、数据集、演示文稿和源代码。其主要关注的领域是大学和其他研究机构，因为它们提供了研究者生产力的衡量标准。

- **PLOS**：该工具自 2009 年即可使用。它提供了公认的引文索引中的引用数，并从文章被引用或上传的社交网络和平台获取数据。它也可通过时间函数提供某篇文章被使用的信息。

9.3 成功投稿的诀窍和技巧

尽管许多研究人员越来越倾向于通过网络交流他们的学术成果，但对于那些希望保持较高专业水平和确保职业顺利发展的人来说，在同行评审期刊上发表论文仍然是关键目标。研究人员对出版物的持续依赖，"要么发表，要么灭亡"的状态，导致大量稿件被提交到许多前沿的生物医学期刊中 [9-10]。然而，这些提交的稿件中大多数因为没有达到医学写作的标准要求而被拒绝 [11-12]。因此，关注特定的方法细节，创建高质量适合出版的学术工作，对未来的作者而言十分重要。到目前为止，一些准则已经被制定出来，旨在确保研究的透明性和完整性，并提高研究的可信度。例如 STROBE 声明 [13]（针对观察性研究），CONSORT 声明 [14]（针对改进随机对照试验的报告）和 PRISMA声明（针对系统综述和 meta 分析）[15]。因为大多数提交的论文都遵循IMRaD 格式（introduction, methods, results, and discussion，即以引言、方法、结果和讨论作为一篇科学文章的组成部分）[16]，我们将针对一篇文章的每个组成部分提出一些重要的诀窍和技巧。

9.3.1 标题

标题是医学论文的第一个重要元素，标题会将论文介绍给编辑和审稿人，并可作为医学图书馆的索引标签。理想情况下，它应该具有以下特点：
• 宣布作品的主题，吸引读者的注意。
• 简洁、准确、完整和具体。
• 尽可能包含用于索引和搜索的关键词。
• 包含结果或对所综述问题的答案。

9.3.2 摘要

一个结构合理的摘要应该在由作者须知设置的有限字数（通常为 150～250 字）内进行准确地总结，包括项目的背景、材料、方法、关键发现和最终结论。因此，摘要应该写在成文之后、提交之前。它通常与正文的格式一致，包括以下各部分：

背景或介绍。它应该限制在几句话之内，展现问题和说明研究的目的。

方法。它应该非常简短地讲述研究设计、研究设置、入组日期、入组标准和主要终点。

结果。它应传达关于随访和失访的信息，并介绍研究的关键发现。应使读者明确研究的结果解决了背景部分中描述的研究问题。

结论。它应该向读者强调关键信息，声明对目前临床实践的改变或坚持。

9.3.3 引言（Introduction）

引言部分应包括以下内容：对问题的简要描述，重点在于流行病学、已确立的治疗方法参考、与具有潜在替代治疗的"金标准"治疗间的认知差异、研究目的、研究假设的制订和研究类型。引言中最关键的部分是它的最后一段，应该以最清楚直接的方式写出作者投稿的目的。

9.3.4 材料与方法（Materials and Methods）

这一节可能是论文中最重要的部分，在这一节中需要详细描述

纳入的患者群体和分析所使用的方法。建议本节遵循 PICO 格式：P
（participants）为对象（入选资格、纳入和排除标准），I（intervention）
为干预措施（医生、手术、康复措施），C（comparator or control）为
比较因素或控制因素（手术与非手术、某类型手术与其他类型手术），
O（outcome）为诊疗效果。作者应当详细描述以下各方面细节：

- 研究设计。在研究设计方面应当解决的问题包括研究进行的条件和
  伦理批准。此外，在随机对照试验（RCTs）中，应充分提出所采用
  的随机分配的确切方法。
- 研究人群。此处应给出纳入人群的基线特征和人口统计资料。此外，
  还需要明确说明资格标准（纳入和排除标准）。
- 干预措施。在实施手术干预的情况下，不仅应当描述手术的技术层
  面的操作，还应当说明操作者的个人信息（以及执行该手术的经验）。
  如果有多名外科医生参与，则应该详细说明所有医生的专业水平和
  手术经验。
- 实验组或对照组。当对比新疗法与现有疗法时，需要使用一组个体
  作为对照组。实验组和对照组在各种混杂变量上的"匹配过程"的细
  节至关重要，因为它们表明了潜在存在的混杂偏倚，这可能会降低
  研究结果的有效性。
- 诊疗效果。这一项是干预措施的结果。本研究中所使用的结果测量
  和评估方法应当是已经经过验证的。对于临床研究来说，此处还应
  包括功能结果测量（至少包括一项疾病特异性评分，例如牛津髋关
  节评分；和一般的健康结果测量，例如健康调查简表），这也是非常
  重要的。
- 统计数据。在本节中应明确处理的统计问题如下：
  - 统计功效和样本量。统计功效分析通常需要在研究项目开始时进
    行，对于确定进行研究所需的资源，特别是确定所需的样本量，
    以便在实际应用中能够出现显著差异，是非常宝贵的。研究的功

效定义为 Ⅰ、Ⅱ 类错误的概率，是当差异实际存在时检测到组之间差异的概率。由于 Ⅱ 类错误的概率通常按惯例设置为 0.20，那么相应的功效就是 0.80，意味着当一个差异真正存在时，该研究就有 80% 的机会找到该差异。研究的功效是非常重要的，因为它反映了结果的有效性，特别是数据没有展示出显著的关联时。研究的功效和样本量有关，当样本量较小时，相应的研究可能功效不足。研究报告的读者需要知道所需的样本量，才能真正检测到具有临床意义的差异（概率超过 80%）。由于功效分析和样本量的计算通常是在研究项目开始时进行的，因此相应的细节应该写在文章的方法（Methods）部分。

– 根据数据集分布（参数或非参数检验）和数据类型（定性、连续或离散），适当使用统计检验。

9.3.5　随访（Follow-Up）

随访数据应完整，并包括以下内容：

- 随访时间。早期临床结果通常需要 1～2 年的随访，而中期和长期临床结果分别需要 5 年和 8～10 年的随访。
- 随访频率。
- 每次随访的结果评估者。他参与了患者的治疗管理，或是对之前的治疗完全不知情。这些都是重要的细节，能够让读者了解到潜在的检测偏倚。

9.3.6　结果

这一节应该尽量简明。作者应避免重复数据（例如表格中提供的信息不应在正文中重复）。本节应包括以下要素：

- 招募：确定招募期和随访期。
- 介绍研究人群的基线特征和人口统计学数据（最好采用表格形式）。
- 关于研究参与者以及随访失访的细节。对于回顾性研究，所有在研究期间接受治疗的个体都应作为分母，而不仅仅是那些数据完整的个体。对于随机对照试验，每一组的分母是随机分组的患者数量，而不是接受治疗的患者数量。随访失访率对于确定研究的有效性非常重要，因为时常缺少随访数据的患者与完成研究的患者有不同的预后。根据经验规律，随访失访<5% 导致的偏倚很小，而>20%则会对结果的有效性构成显著威胁（损耗偏倚）。
- 结果：对于主要和次要结果，分别呈现效应量和各自的置信区间。
- 辅助分析，如亚组分析、调整分析等。

9.3.7　讨论（Discussion）

撰写这一节对作者来说是一项具有挑战性的任务，因为他们将尝试概括他们的发现。这应该用一种方法论的方式来进行。为此，建议执行以下步骤：
- 简要重述研究的主要结果，回答研究问题。
- 研究发现的说明和普遍适用性。
- 对任何相互矛盾或未作解释的结果进行解释。
- 该研究的局限性和潜在的偏倚来源的解决方法。
- 就初始假设，为未来的研究方向提供建议。

9.3.8　结论（Conclusions）

本节应总结三个基本要素：
- 从研究的问题出发，总结研究结果。

- 文章希望重点传达的要点。
- 为未来与你的工作主题相关的研究方向提供建议。

9.3.9 致谢（Acknowledgments）

这一节应在参考文献（Reference）部分之前列出。通常包括资金来源以及在准备或改进文章方面提供任何帮助的同事（作者除外）。

9.4 常见错误及预防

作为撰写文章的基本法则，正确使用语法和语法规则对文章的整体质量至关重要。应该避免拼写错误、使用错误和糟糕的语法，这会使审稿人产生负面倾向，并增加被拒稿的可能性。文章的最终版本应该由作者仔细审查，以获得连贯的行文、准确的语法和拼写。

下面列出了与一篇文章的各个部分相关的最常见的错误。

9.4.1 引言

- 相关主题的背景信息不足，文献回顾不当。
- 缺乏明确的问题陈述和研究目标。

9.4.2 方法

- 不恰当的研究设计。例如，在随机对照试验中，对照组的有偏分配是导致选择性偏倚的常见原因。
- 对退出研究的试验对象处理不当，给最终结果引入失访偏倚。

- 缺乏功效分析。当一个研究项目的样本量不足时，相应的结果不能被认为是稳定的和有效的。因此，在研究过程中，强烈建议早期进行功效计算，以确定所需的样本量和适当的资源。

9.4.3 结果

- 在计算结果时出现的错误。所计算出的各结果的比率总和不到100%。
- 错误地使用了统计方法。由于大多数生物数据不是正态分布的，应首选使用非参数检验，除非数据分布明显或被证明是正态分布。出于同样的原因，在处理连续数据时，最好报告中位数和范围（而不是平均值和标准差）。
- 图表质量较差。

9.4.4 讨论

- 没有讨论研究结果的重要性。
- 所得出的结论并不能被呈现出的结果证实。
- 没有讨论该研究的局限性。

9.4.5 结论

- 未能解决本研究中的问题。

9.5　要点总结

1. 聚焦于个人文章水平，而不是期刊水平的新型评估方法正在不断发展，旨在提高在现代基于网络的环境中对学术工作的评估。
2. 骨科的论文写作和发表，对知识的传播和职业发展至关重要，并不是一项容易完成的任务。
3. 虽然骨科领域的研究论文数量正在不断增加，但只有一小部分最终被认为适合出版。
4. 目前为了确保报告的透明度和完整性，已经制定了一些指南。如随机对照试验的 CONSORT 声明、观察性研究的 STROBE 声明以及系统回顾和 meta 分析的 PRISMA 声明。
5. 严格遵守某些方法细节，如初始的研究问题、有效的研究设计、合适的结果统计，以及用清晰流畅的语言编写的结构良好的文章，是成功发表的最小先决条件。

（Costas Papakostidis, Peter V. Giannoudis 著

江　东　窦　赟　李于斌译　张稚琪　吕　扬　审校）

参考文献

1. Journal Impact factor. http://admin-pps.webofknowledge.com/JCR/help/h_impfact.htm. Accessed 25 Sept 2015.
2. San Francisco Declaration on Research Assessment. http://am.ascb.org/dora/. Accessed 25 Sept 2015.
3. Bornmann L, Williams R. How to calculate the practical significance of citation impact differences? An empirical example from evaluative institutional bibliometrics using adjusted predictions and marginal effects. J Informet. 2013;7(2):562–74. https://doi.org/10.1016/j.joi.2013.02.005.

4. Bastow S, Dunleavy P, Tinkler J. The impact of the social sciences. London: Sage; 2014.
5. Hirsch JE. An index to quantify an individual's research output. Proc Natl Acad Sci U S A. 2005;102(46):16569–72. https://doi.org/10.1073/pnas.0507655102.
6. Priem J, Taraborelli D, Groth P, Neylon C. Altmetrics: a manifesto, 26 October 2010. http://altmetrics.org/manifesto. Accessed 25 Sept 2015.
7. Piwowar H. Altmetrics: value all research products. Nature. 2013;493(7431):159.
8. Shema H, Bar-Ilan J, Thelwall M. Do blog citations correlate with a higher number of future citations? Research blogs as a potential source for alternative metrics. J Assoc Inf Sci Technol. 2014;65(5):1018–27. https://doi.org/10.1002/asi.23037.
9. Thompson DF, Callen EC, Nahata MC. New indices in scholarship assessment. Am J Pharm Educ. 2009;73:111.
10. Cole AL. Academic freedom and the publish or perish paradox in schools of education. Teach Educ Q. 2000;27:33–48.
11. Barron JP. The uniform requirements for manuscripts submitted to biomedical journals recommended by the International committee of medical journal editors. Chest. 2006;129: 1098–9.
12. International Committee of Medical Journal Editors. Uniform requirements for manuscripts submitted to biomedical journals: writing and editing for biomedical publication. 2010. http://www.icmje.org/urmfull.pdf.
13. von Elm E, Altman DG, Egger M, Pocock SJ, Gøtzsche PC, Vandenbroucke JP, STROBE Initiative. The strengthening the reporting of observational studies in epidemiology (STROBE) statement: guidelines for reporting observational studies. Int J Surg. 2014;12(12):1495–9. https://doi.org/10.1016/j.ijsu.2014.07.013.
14. Schulz KF, Altman DG, Moher D, CONSORT Group. CONSORT 2010 statement: updated guidelines for reporting parallel group randomised trials. BMC Med. 2010;8:18. https://doi.org/10.1186/1741-7015-8-18.
15. Liberati A, Altman DG, Tetzlaff J, Mulrow C, Gøtzsche PC, Ioannidis JP, Clarke M, Devereaux PJ, Kleijnen J, Moher D. The PRISMA statement for reporting systematic reviews and meta-analyses of studies that evaluate healthcare interventions: explanation and elaboration. BMJ. 2009;339:b2700. https://doi.org/10.1136/bmj.b2700.
16. Huth EJ. Structured abstracts for papers reporting clinical trials. Ann Intern Med. 1987;106(4):626–7.
17. Schardt C, Adams M, Owens T. Utilization of the PICO framework to improve searching PubMed. BMC Med Inform Decis Mak. 2007;7:16.
18. Sacket DL, Richardson WS, Rosenberg W, et al. Evidence-based medicine: how to practice and teach EBM. New York: Churchill Livingstone; 1997.
19. Bhandari M, Guyatt GH, Swiontkowski MF. User's guide to the orthopaedic literature: how to use an article about a surgical therapy. J Bone Joint Surg Am. 2001;83(6):916–26.

第10章　开源期刊：科学出版的未来?

10.1　开源期刊是什么?

　　20世纪90年代，万维网的引入使得互联网在全球普及开来，开源期刊（open-access publishing，又译为开放存取出版）倡议随之启动。开源期刊的理念旨在免费向读者提供线上科学内容。美国科学公共图书馆（Public Library of Science, PloS）是21世纪初推出的首批非营利性开源期刊平台之一，并取得了巨大的成功[1-2]。与标准印刷期刊相比，开源期刊具备3个前所未有的优势[3]，包括：任何接入互联网的读者能及时、无限、免费地获取科学知识；昂贵的期刊订阅带来的财务壁垒完全消失；从科学发现发表到相关信息可供终端用户使用的时间差远远少于以往的数月甚至数年。

　　我们列举了科学工作者考虑使用开源期刊直观且显而易见的几个优势：

- 快速的数字出版流程可以缩短提交稿件的周转时间，及时出版和传播科学成果。
- 在完整引用原始研究的情况下，所有在知识共享许可协议下发布的开源期刊文章都可以免费阅读、复制、再版和转发。
- 作者保留整篇文章完全不受限制的版权，也就是作者在未来的出版物（例如，评论文章或书籍章节）中复制数据和图片不再受到申请出版商的版权转让协议的限制。

- 单篇文章的长度、表格数量和图表数量没有限制。
- 出版彩图不收取额外费用。
- 所有的开源期刊都依照 NIH 公共获取政策存档在例如 PubMed Central 的公共存储库中 [4]。

　　20 世纪 90 年代初到 21 世纪，新的在线开源期刊推出数量迎来了指数级的增长（图 10.1 ）[5]。

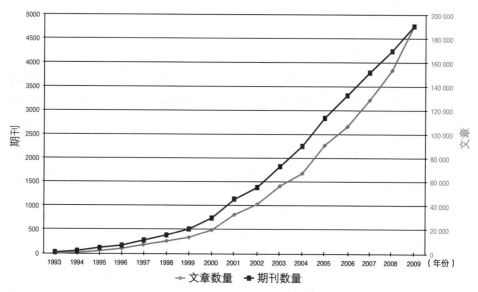

图 10.1 　1993—2009 年开源期刊的发展情况。图片改编自 [5]。版权来自 2011 知识共享许可协议

10.2 　一本独立开源期刊获得成功的案例

　　在开源期刊发展的早期阶段，订阅限制模式占据了标准印刷期刊的主导地位，那时的新期刊大部分由对此现状不满的独立学者创办。此中有一个新期刊正在欢庆它的 10 周年纪念日，笔者将会在此讲述

它从创立到发展的一段简短轶事。《外科手术中的患者安全》(Patient Safety in Surgery)(www.pssjournal.com) 于 2007 年发行，是外科患者安全领域的第一本也是目前唯一一本支持同行评审与 PubMed 引用的在线期刊[6]。该杂志旨在通过提供一个平台来讨论、分析和检查围手术期患者管理中的系统与流程错误、手术并发症、医疗错误和其他不良事件，从而填补该领域必须但缺少的空白[6]。这一平台意在降低报告手术不良事件的最低要求，其长期目标是提高全球外科手术护理的质量和安全性。2017 年，《外科手术中的患者安全》仍然是致力于这一重要话题中不可或缺的期刊[7]。该期刊使命的设想最初起源于一群外科医生同事的集思广益，他们讨论了将报告手术并发症和不良事件透明化的可能方式[8]。手术并发症、不必要的手术和可预防的医疗错误是美国医疗系统中致死的三大元凶[9-10]，我们探究了各种用于交流前三者发生的根本原因的新途径。上述这些讨论激发了创办新期刊的想法，以便我们有途径将这一重要辩论推广到国际开放平台[8]。在出版商 BioMed Central (BMC)[11] 的大力支持下，新期刊于 2007 年 11 月 7 日成功发行，值得一提的是，此期的前两篇带有同行评审文章[12-13]。令我们感到惊讶的是，从杂志创刊的前几周[13-14] 直到目前杂志的第十年刊[15]，关于外科并发症和可预防前哨事件的病例报告提交数量如雪崩般出乎意料。在本刊成立的短时间内，"外科手术中的患者安全"这一主题有了一个壮观的开端：本刊自第一天出版开始就被 PubMed 接受并引用，读者对期刊网站(www.pssjournal.com)上发表论文的访问次数在短短几年内从 2007 年的不到 2000 次，增加到 2012 年的每月 16 000 次（图 10.2 ）[8]。本刊目前已然在全世界 180 多个国家拥有了在线阅读和访问[8]。上述这些数据指标支持了开源期刊模型在可见性和透明度方面有所提高的观点，即使是对于较小的独立在线期刊，如《外科手术中的患者安全》，这一模型也仍然适用。

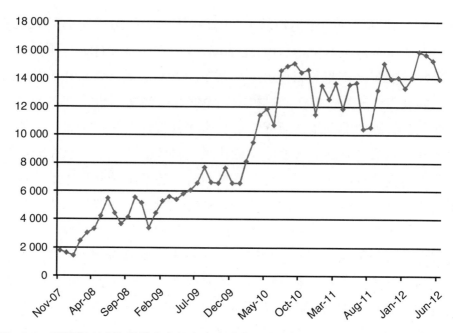

图 10.2   开源期刊《外科手术中的患者安全》的文章下载量。图表显示了该期刊从 2007 年 11 月到 2012 年 6 月发表文章访问数量的增加情况。这些数据只反映期刊网站的访问统计数据，不包括其他访问来源（如 PubMed 和其他门户网站和文章库）。图片改编自 [8]。版权来自 2012 知识共享许可协议

10.3   开源期刊的缺点与风险

由于黑心的商业和企业为了获取快速投资回报带来的纯粹金钱收益而滥用开源期刊的科学使命，极大地影响了在线期刊的声誉。近年来，媒体发布关于这一被称为"掠夺性出版"的不道德做法的相关报道也越来越多 [16-17]。

令人担忧的是，有些报告描述了一种新的同行评审欺诈模式。投稿作者通过伪造被邀请推荐人的联系信息，从而将同行评审请求以伪造名转移到他们自己的电子邮件账户中。近日的一篇新闻报道揭露了

一项欺诈性的同行评审阴谋，这一做法导致该期刊撤回了 60 篇出版物[18]。由于开源期刊依赖在线提交和评审这一默认流程，所以同行评审欺诈行为的实际流行率可能高于目前的认知[19]。此外，在"要么发表，要么灭亡"的模式下，科学研究中愈发激烈的竞争环境"鼓励"研究人员接受来自科学诚信存疑的在线期刊的邀请，并将单个研究的结果分成多篇论文，以便在当前款项资助机会有限和竞争加剧的时代增加他们科学作品中的"n"[20]。

10.4　关键信息

开源期刊代表了一种可在全球范围内及时传播科学知识的全新发展范式。其直观的优势在于快速的出版过程：从提交稿件到最终文章在线开放获取领域中可用的所需时间很短。此外，作者保留其作品的全部版权，可以通过知识共享许可自由传播和复制他们自己的作品（参见本书章节中作为支持示例所新制的图片）。开源期刊模式的缺点包括：投稿作者需要承担高昂的出版费用，承受同行评审欺诈行为和低科学价值的非法出版物带来的风险。从本质上讲，与发表在更传统的印刷期刊相比，作者必须通过权衡作品的短出版时间和全球知名度优势，与新出版模式相关的风险来决定理想的目标期刊选择。

利益冲突：两位作者都是开源期刊 Patient Safety in Surgery 编辑委员会的编辑。作者声明没有其他利益冲突。

（Philip F. Stahel, Todd VanderHeiden 著

李桢旭　周非非 译　张稚琪　吕　扬　李危石 审校）

参考文献

1. Bernstein P, Cohen B, MacCallum C, Parthasarathy H, Patterson M, Siegel V. PLoS Biology – we're open. PLoS Biol. 2003;1:E34.
2. Eckdahl T. Review of: PLoS Biology – a freely available, open access online journal. Cell Biol Educ. 2004;3:15–7.
3. Tennant JP, Waldner F, Jacques DC, Masuzzo P, Collister LB, Hartgerink CH. The academic, economic and societal impacts of Open Access: an evidence-based review. F1000 Res. 2016;5:632.
4. https://publicaccess.nih.gov/policy.htm. Accessed 4 Dec 2016.
5. Laakso M, Welling P, Bukvova H, Nyman L, Björk BC, Hedlund T. The development of open access journal publishing from 1993 to 2009. PLoS One. 2011;6:e20961.
6. Stahel PF, Clavien PA, Hahnloser D, Smith WR. A new journal devoted to patient safety in surgery: the time is now! Patient Saf Surg. 2007;1:1.
7. www.pssjournal.com. Accessed 4 Dec 2016.
8. Stahel PF, Smith WR, Hahnloser D, Nigri G, Mauffrey C, Clavien PA. The 5th anniversary of 'Patient Safety in Surgery' – from the journal's origin to its future vision. Patient Saf Surg. 2012;6:24.
9. Makary MA, Daniel M. Medical error – the third leading cause of death in the US. BMJ. 2016;353:i2139.
10. Stahel PF, VanderHeiden T, Kim F. Why do surgeons continue to perform unnecessary surgery? Patient Saf Surg. 2017. (in press).
11. www.biomedcentral.com. Accessed 4 Dec 2016.
12. Papadimos TJ, Grabarczyk JL, Grum DF, Hofmann JP, Marco AP, Khuder SA. Implementation of an antibiotic nomogram improves postoperative antibiotic utilization and safety in patients undergoing coronary artery bypass grafting. Patient Saf Surg. 2007;1:2.
13. Moore JB, Hasenboehler EA. Orchiectomy as a result of ischemic orchitis after laparoscopic inguinal hernia repair: case report of a rare complication. Patient Saf Surg. 2007;1:3.
14. Weiss HR. Adolescent Idiopathic Scoliosis – case report of a patient with clinical deterioration after surgery. Patient Saf Surg. 2007;1:7.
15. Ten Hagen A, Doldersum P, van Raaij T. Anaphylactic shock during cement implantation of a total hip arthroplasty in a patient with underlying mastocytosis: case report of a rare intraoperative complication. Patient Saf Surg. 2016;10:25.
16. Boumil MM, Salem DN. In… and out: open access publishing in scientific journals. Qual Manag Health Care. 2014;23:133–7.
17. Gasparyan AY, Nurmashev B, Voronov AA, Gerasimov AN, Koroleva AM, Kitas GD. The pressure to publish more and the scope of predatory publishing activities. J Korean Med Sci. 2016;31:1874–8.
18. Fountain H. Science journal pulls 60 papers in peer-review fraud. The New York Times, July 11, 2014.
19. Stahel PF, Moore EE. Peer review for biomedical publications: we can improve the system. BMC Med. 2014;12:179.
20. Stahel PF, Clavien PA, Smith WR, Moore EE. Redundant publications in surgery: a threat to patient safety? Patient Saf Surg. 2008;2:6.